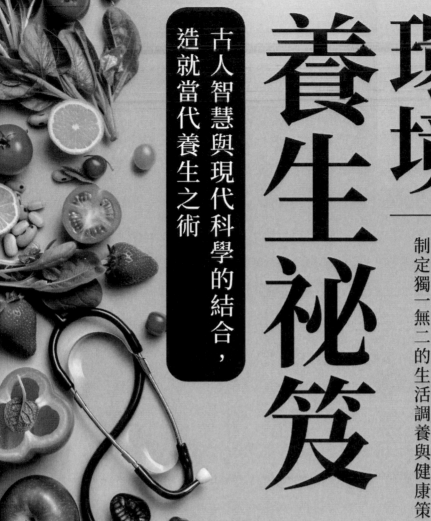

環境 養生祕笈

古人智慧與現代科學的結合，造就當代養生之術

聆聽來自細胞的耳語，制定獨一無二的生活調養與健康策略

潘

注重自然與身體的和諧
因生活節奏加快而忽視了健康的真諦
打破傳統養生觀念，融合現代科學與古老智慧
重拾對生命和自然的敬畏
從了解到應用養生之術的奧祕

目錄

目錄

第四部分
打造健康環境，阻擋百病入侵

後記
健康得來不易，且行且珍惜

序言
健康環境，並非以金錢能夠購買

在頑疾難癒、怪病頻發的現代，我們在不斷探索環境養生的科學方法，以增強適應環境變化的能力，實現與變化著的環境間的和諧與平衡。

然而，健康 —— 不是所有人一生中都有幸擁有這份「無價之寶」，一旦失去，很難挽回。城市生活節奏越來越快，忙，已經成為現代人生活狀態的寫照。許多業界菁英在為社會創造巨大物質財富的同時，忽視了自身的健康財富問題。身體機能隨著年齡的增長而每況愈下是不可逆轉的。但你是否想過，眼下「紅燈閃閃」的各種身體問題，很多並不是年齡問題造成的。

其實，任何病症的發生都不會毫無徵兆。一個人的身體狀態從健康到患病總要有一個過程。人患病前，身體通常會發出一些「疼痛訊號」，不要以為這只是「小毛病」，無需重視。

醫學的確越來越發達，但這不足以成為我們忽視健康的藉口。就算我們透過醫學技術暫時抑制住了病情，身心想要恢復到往日的最佳狀態也需要很長一段時間。

從古至今，長壽始終是人類共同的願望。大量科學實證證明，人得以長壽，除了受遺傳、個人修養等因素影響，還與我們生活起居，每天所處的環境息息相關。我們都在一個特定的環境裡生存，大到一座城市、一條街道、一個社區，小到一間臥室、一個會議廳、一張床、一盞燈……都會影響我們的身心健康。無論環境是大是小，是內是外，一旦被破壞，健康的身體輕而易舉就被各種疾病入侵。中醫理論中常常提到「正氣弱，則邪氣侵」，所謂「邪氣」，大多數時候是指病毒、細菌，但我們卻不知它們藏在哪裡。所以，我們可以透過環境養生來預防、提高自己的免疫力。

有人覺得，這不算什麼大事，只要擁有無盡的財富，就可以換取健康。甚至很多人認為，人在江湖，身不由己。我們每天所處的外部環境和身體內部環境，不是一己之力就能輕易改變的，還不如節省時間賺更多的錢。問題是，錢賺到了，健康的環境，是你想買就能買來的嗎？

環境養生是一種日常的生活理念，也是一種長期形成習慣的生活方式，並不需要專門騰出一段時間去營造。

環境養生不是風水養生，更不是封建迷信。風水只是環境的一部分，因為我們常常需要透過古代的建築理論，設計經驗打造宜居之家。本書所講的環境養生，更注重天時、地利與人和的統一，達到天人合一境界。

環境不僅是指外部自然環境、家居環境、辦公環境等等，更包括人體自身的內部環境，以及影響我們身心健康的周圍的環境（能量）。

　　疾病並不可怕，可怕的是無知。大部分現代人都不知道我們為什麼會得病，病為什麼總是治不好，慢性病為何越治越多……而這些，都與環境息息相關。

　　如今，風華正茂卻英年早逝的年輕人比比皆是，一夜之間猝死的中老年人亦不占少數。令人唏噓的同時更值得反思：太多現代人因為平時不注意管理身心環境，導致健康亮起紅燈而釀成大病，追悔莫及。如自然環境汙染，愈來愈嚴重的霧霾導致呼吸系統疾病發病率激增；家居環境不適導致室內汙染，誘發疾病；身體內部環境不平衡，五臟六腑不健康導致陰陽失調等等。

　　人們不禁發問，環境與健康有什麼關係？環境由外力操縱還是我們透過努力可以改變的呢？我們如何利用環境養生，為自己打造一個健康的環境能量場？還有哪些藏在環境中的健康密碼是我們不知道的？

　　暫且賣個關子，本書將為你 —— 揭曉答案！

　　全書共分為四個部分。第一部分透過現實中發生的案例和權威的資料報告，觀當今病態，喚起人們的健康危機意識，正視環境養生；第二部分透過內外環境的變化、分析，

尋百病之源。由表及裡，由現象到本質地透視與環境養生息息相關的健康問題；第三部分開啟環境養生之門，道法自然，透過扶正氣、平陰陽、調臟腑、排毒素幾個步驟，實現科學健康養生；第四部分分別從居家環境、辦公環境、戶外自然環境和人體內在環境，教我們如何打造健康的環境能量場；最後一章的「LOVE」文化，則深入現實環境，教人們學會透過「愛」向身邊的人傳遞正面訊息，讓身邊的世界時刻擁有健康正能量。這是由環境及人，對環境養生的昇華。無論內外環境，其主體終究是人，環境平衡了，人也要平衡。身健康了，心更要健康。

　　書中不談迷信，只講科學的環境養生之道。目的只有一個，幫助所有渴望擁有健康身心的人們，創造、改善、打造適合自己的環境，讓身心在沒有負擔、沒有負面影響的環境裡，健康每一天！

　　財富，名譽，愛情，健康 —— 是很多人一生中夢寐以求的東西。前三位你可以任意排列，因為那些是身外之物，但健康要永遠放在第一位，因為只有健康才是自己的。你若健康，充滿能量的環境裡才會出現瑰麗的虹！

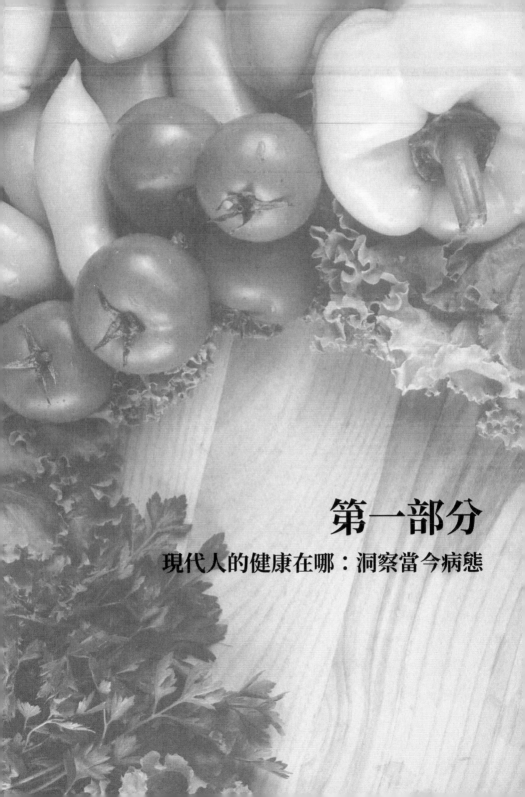

第一部分
現代人的健康在哪：洞察當今病態

第一章
夢想成真，財富累積，而健康跑哪去

> 霓虹閃爍的都市裡，一群光鮮亮麗的現代人盡情享受著物質生活的舒適，為了創造更好的生活拚了命地工作。升了主管、當了老闆，終於有了足夠的錢和時間去旅行，不料健康卻悄悄亮起了紅燈。風華正茂卻英年早逝的年輕人比比皆是，一夜之間猝死的中老年人亦不占少數。太多現代人因為平時不注意管理自己的健康而釀成大病，追悔莫及。我們不禁要問，現代人的健康去哪兒了？

■ 日本「鐵漢」影星高倉健辭世於東京

2014 年 11 月 10 日凌晨 3 點 49 分，一位在世界影壇頗具影響力的日本明星高倉健，因淋巴癌瘤去世。高倉健在臨終前留下這樣一句話：「走過的道路一路都在不斷成長，就這麼結束也是無悔了」。有人這樣評價：「掠過高倉健一生，幾百部電影，看的人眼花撩亂，然而男神還是那個男神，即便男神變老了；男神還是那個男神，兢兢業業的工作態度一

如既往。他沒有徹底告別影壇，他寧願把自己累病，也願意留給日本電影乃至全世界那個重量級的名字 —— 高倉健。」

其實，除了高倉健，更久之前的歌手阿桑都是死於淋巴癌。如今，越來越多的人們開始正視平均淋巴癌。據醫生介紹，是我們周圍充滿輻射的工作環境和巨大的工作壓力，在誘使我們人體內的淋巴系統 —— 這個有著「人體免疫的天然盾牌」之稱的傢伙叛變。同時，更值得我們反思的是：無數次挺過疲累，熬夜、加班，最終夢想實現了，鈔票厚了，健康去哪兒了？

■「蘋果教父」賈伯斯享年 56 歲

2011 年 10 月 5 日，「蘋果教父」賈伯斯（Steve Jobs）突然辭世的消息引發了全球「果粉」海嘯一般的悼念。事後經 Twitter 數據統計，事件發生當天，在 Twitter 上有超過 15.6% 的內容都是關於賈伯斯的。在中國，短短幾個小時裡，僅新浪微博關於賈伯斯的話題討論數就超過 3,500 萬條。

隨著賈伯斯去世，關於其病因也成了人們熱議的話題。似乎哀弔過後，人們最終要面對一個之前模糊不清的問題：究竟是什麼疾病終止了這個創造天才的生命？

在全球醫療技術趨於成熟的今天，美國人的平均年齡是 76 歲。而賈伯斯辭世時年僅 56 歲，可謂英年早逝。

其實，賈伯斯在 2003 年就被查出身體內有一個胰島細胞腫瘤，但當時只是一個非常溫和的瘤。而在這之後的八年裡，賈伯斯減去了二十公斤的體重，先後切除了部分十二指腸、胰臟，並移植了肝臟。可最終，他卻還是沒能逃離死神的魔掌。

同時，也有越來越多的癌症醫生指出：如果賈伯斯第一時間就診，結局不會是這樣。美國知名傳記作家沃爾特‧艾薩克森（Walter Isaacson）在基於他 50 次對賈伯斯的專訪而寫成的傳記中，證實了這一外界猜測。在書中，艾薩克森這樣寫到：「確診後，賈伯斯不聽任何家人好友的勸誠，一意孤行地為自己制定了食療計畫，甚至嘗試吃馬糞、請靈媒等離奇的方式，直到九個月後，他的腫瘤惡化，變得不可治癒。」

歷史不容假設。但許多醫生還是相信，如果賈伯斯在 2003 年體檢之後，立刻切除腫瘤，他的治癒成功率幾乎是 100%。甚至如果他沒有拖到 2009 年初才開始換肝，他體內的癌細胞也不至於迅速擴散到全身。這將我們帶向了一個殘酷的結論：如果說癌症是殺死賈伯斯的主謀，那麼他自己就是導致最終死亡的幫兇。是他自己任性地放任癌症的細胞在身體裡肆意擴散。

為什麼我們這個時代，大家公認的最聰明、最有創造力，也是最有遠見的人之一，會犯下如此愚蠢的錯誤？

答案或許並不複雜：因為他是賈伯斯。

　　賈伯斯對待疾病的態度與方法，與他執掌公司、設計產品甚至裝修房子時並無兩樣。不管是曾經二十出頭的嬉皮，還是後來在五十幾歲時權傾天下的世界級 CEO，他總是那個厭惡權威、反抗常識的「偏執狂」。在任何一件微小的事情上，賈伯斯都有自己的見解和方法，並樂觀地相信事情會如他所願地發展。若非如此，或許世上也就不會誕生蘋果了。

　　遺憾的是，比起比爾·蓋茲（Bill Gates）、戴爾（Dell）這些對手，死神更難撼動。也許在某個時刻，賈伯斯會將他體內的腫瘤稱為 iTumor —— 這是賈伯斯過去十年中唯一令他慘敗的「產品」。因為它是致命的。或許，賈伯斯在 2004 年被確定癌症晚期時就下定了決心，開始了「一個人的戰役」。他在 2005 年，史丹佛大學畢業的演講中說道自己得了「一種非常罕見的可以用手術治癒的胰腺癌症。我做了個手術，現在我痊癒了。」那口吻如劫後餘生一般。至此，外界相信了他的說辭。但在 2008 年 6 月，賈伯斯在釋出 Macbook Air 時，整個人顯得比他手中的超薄電腦還要瘦一圈，外界猜測再起。很顯然，在這位「偏執狂」的命令下，蘋果公司上下在接受採訪時，都只是說賈伯斯身體抱恙，但並不嚴重。直到數月後癌症復發，賈伯斯無法主持那一年的「Macworld」，被迫承認身體健康出現問題。儘管如此，他在公開信中依然只是輕描淡寫地說自己只是因荷爾蒙失衡暫時

休息幾個月。後來，人們才知道他是做了肝臟移植手術。據悉，賈伯斯的醫生為他取出的是一個布滿了腫瘤的肝臟，可見此時賈伯斯的癌症已然深重。很難想像，是怎樣的力量支持著賈伯斯依然瘋狂而固執地工作。在之後的一年裡，賈伯斯人比黃花瘦，卻先後釋出了 iPhone 4 和 iPad 兩款「改變通訊時代」的產品。直到後來的幾個月，賈伯斯才漸漸意識到自己已經時日無多，不得不逐漸淡出了讓自己留戀的舞臺。

與死神博弈並不輕鬆，賈伯斯似乎先負一手，但他從未認輸。在 2005 年那次堪稱經典的畢業演講中，賈伯斯曾講到：「當我十七歲的時候，我讀到了一句話，『如果你把每一天都當作生命中最後一天去生活的話，那麼有一天你會發現你是正確的。』這句話給我留下了深刻的印象。從那時開始，過了 33 年，我在每天早晨都會對著鏡子問自己，如果今天是我生命中的最後一天，你會不會完成你今天想做的事情呢？當答案連續很多次被給予『不是』的時候，我知道自己需要改變某些事情了。『記住你即將死去』是我一生中遇到的最重要箴言。它幫我指明了生命中重要的選擇。因為幾乎所有的事情，包括所有的榮譽、所有的驕傲、所有對難堪和失敗的恐懼，這些在死亡面前都會消失。我看到的是留下的真正重要的東西。你有時候會思考你將會失去某些東西，『記住你即將死去』是我知道的避免這些想法的最好辦法。你已經赤身裸體了，你沒有理由不去跟隨自己內心的聲音。」

今天，我們終於知道他每天面對鏡子自問時的答案了。

有時，在病魔奪去無辜的生命時，我們只能感嘆一句「天妒英才」。但教父賈伯斯的辭世再一次讓人們反思：以健康和生命為代價的拚命工作，真的值得嗎？

關於「過勞死」的概念，至今存在爭議。最直觀的解讀是，由於勞動超過身體能承受的強度而導致的死亡。醫學界給出的定義是「在非生理的勞動過程中，勞動者的正常工作規律和生活規律遭到破壞，體內疲勞蓄積並向過勞狀態轉移，使血壓升高、動脈硬化加劇，進而出現致命的狀態」。從表面來看，「過勞死」與普通的猝死非常相似，但其特點是隱蔽性較強，不容易被發現甚至毫無徵兆。因此，我們也可以將「過勞死」看作是一個疾病累加的過程，或者我們的身體長期處於亞健康狀態，最終積勞成疾的過程。直接導致「過勞死」的常見原因有：冠狀動脈心臟病、腦溢血、心肌梗塞以及糖尿病併發症等。

在今天，摩天大樓中那些白領、工作狂們的身體健康狀況更是令人揪心。不管初衷如何，玩命工作都不是明智的選擇。縱然是賈伯斯那般的天才，沒有了生命為依託，再好的創意也沒有時間去完成了。英國科學家貝弗里奇說過：「過度疲勞的人是在追逐死亡。」這句話現在看來並非危言聳聽。沒有一個健康的身體，所有對未來的嚮往和憧憬都會化作泡沫，再美也會一觸就破！

第二章
「民眾健康狀況分析報告」透露的現狀

> 某分析報告指出，在接受訪問的民眾代表中，有 80% 以上的人表示自己在日常生活中，非常注重健康問題，但對科學的健康管理不是十分了解。大部分人認為，平時多留意，健康基本不會有問題。殊不知，健康管理不但要科學，還要趁早！別再讓身邊的環境害了你！

■ 民眾健康的「悲慘」情況

現代人的生活水準大都達到小康了，健康怎麼還會亮紅燈 —— 這是絕大多數現代人的疑問，也是他們的困惑。70% 以上的人不知道應該如何管理我們的健康，只有不到 20% 的人健康基本達標 —— 從分析報告中不難看出，民眾的健康水準普遍不高，大部分人還處在「臨健康慘狀而不憂」的階段。

當然，隨著城市生活節奏加快，人們壓力也越來越大，很多人無法保證每天都關心自己的身體狀況，甚至明知道健康正在一點點遠離自己，卻也只能先無奈地加班賺錢。更有

甚者，既想擁抱健康多一點，又不肯花心思去經營健康，於是盲目地跟風跑步、鍛鍊，結果適得其反。人們不禁要問，究竟是誰動了我們的健康？管理健康有那麼難嗎？

■ 健康，說得容易做得難

每每和朋友們聊起健康的話題，很多人都會說：「誰不關心健康？我或多或少都會了解一些健康知識，但若真正落實在行動上就難了。」「喂，有空你每年去做 1 次健康體檢吧？」 —— 「知道啦！但有時忙起來就忘了。」

「喂，每天吃飯，食鹽攝取量每人每天最好不超過 6 克哦！」 —— 「知道啦，但太淡了總覺得沒滋味，再放點吧！」

「喂，成年人每天應該進行累計相當於步行 6,000 步以上的運動！你做到了嗎？」 —— 「知道啦，可是每天下班太累了，有時間還不如多睡點，哪兒有心思出去運動。」

說到底，現代人健康丟失，最大的元兇還是自己。與其把生命和健康交給醫生，不如把健康交給自己來管理。現在有些人已經習慣了不舒服找醫生，但其實有很多疾病是可以透過正確的健康運動和健康的生活習慣避免的。與其生病了打針吃藥，不如透過健康的生活方式讓自己不生病。

英國一項研究證實：85% 的藥品對疾病是無效的。而在中國，有三分之一的病人死於藥物的不良反應。正所謂預防

大於治療。美國的雜誌報告指出，以全世界的國家來說，中國人的腰圍增長速度是最快的。中國的肥胖人口將達到 3.25 億。在未來 20 年還會成倍增長。該雜誌還指出，腰圍增長一英寸（2.54 公分），身體裡的血管就會增長 4 英里，這預示著一個人患癌風險要比普通人高出 8 倍！

因此，我們必須改變意識，開始管理健康，未雨綢繆！

燈紅酒綠，紙醉金迷，我們在享受著現代都市裡的種種誘惑的同時，也別忘了擁抱健康。因為唯有健康才是最後真正屬於你的財富。這個道理再簡單不過，財富理應帶給我們快樂和幸福，而我們能為了追求它而遭遇一場健康浩劫。

■ 距離「亞健康」有多遠？

亞健康是指非健康、非疾病的一種臨界狀態，處於亞健康狀態的人，雖然沒有明確的疾病，但是經常出現精神不振、沒有活力、適應能力和反應能力差的情況。如果這種狀態得不到改善，就很容易引發疾病。

在沒有生病時，每個人都覺得自己很健康。一旦生了病，有多少悔恨也為時已晚。千萬不要覺得上面那些資料報告中不包括你，「亞健康」就離你還遠。俗話說，不積跬步無以至千里。疾病有一個累積的過程，健康也需要一點點累積。我們每個人都有權利和義務對自己的身體狀況負責。

健康還是亞健康，測一測就知道！

世界衛生組織提出的新健康理念包括兩個方面：第一，生理健康；第二，心理健康。

身心健康有如下幾項標準：

1. 視力好、反應快、眼瞼沒有發炎；
2. 牙齦顏色正常、不出血，牙齒沒有殘缺、清潔無痛感；
3. 頭髮光澤、烏黑、無頭皮屑；
4. 步調輕鬆有力，皮膚有彈性，少許肌肉；
5. 精力充沛，不無端煩躁、疲憊，不亂發脾氣；
6. 睡眠品質高、善於參加運動；
7. 做事態度積極，樂觀、不挑剔；
8. 免疫力強，對感冒等傳染性疾病有抵抗力；
9. 能夠正確評價自己和他人，站在實際角度看待、處理問題；
10. 為人豁達、開朗，能包容他人，自我控制，有較好的人際關係網路。

上述標準，如有 7 至 8 項符合，說明你是一個很健康的人，否則，你已經離「亞健康」的族群不遠了！

在現代，身心都健康才是真正意義上的健康。但 80% 以上做完這一測試的人都會發現，原來自己並沒有達到真正的健康標準。那麼，究竟是什麼因素導致了亞健康？

導致「亞健康」的癥結

內容	描述
生活方式不健康	現代人工作繁忙，應酬頗多是導致生活方式越來越不健康的根本原因。而不注意飲食，缺乏睡眠則是由這些原因引發的一系列綜合症。如果你時常感到無力、失眠多夢、情緒起伏大，說明你已經處於亞健康狀態了。
營養不良、不均衡	現代人也會營養不良，這一問題我們已在本書第一節討論過，過分攝取能量，會導致肥胖、系統功能降低；而攝取不足又會導致維他命的缺乏，總之，越來越難以平衡的營養是亞健康的「元凶」。
缺乏運動	科技越來越發達，電子產品一應俱全，似乎人們日常生活中越來越多的事都可以通過電子化來實現，這也直接導致了人們運動次數越來越少，長期不運動必然引發「亞健康」。

哪些人容易處於「亞健康」行列？

容易處於「亞健康」的人群

人群	描述
大公司白領階級	在西方國家，有一種亞健康稱之為「白領階級亞健康綜合症」，因為處於這一階級的人們通常都是有能力、有智商、有閱歷的菁英人士，每天加班疲憊不堪，工作繁忙、用腦過度，甚至沒有時間吃飯、休閒、健身，為此，這類人群是最容易處於亞健康狀態的人群。

青少年、考試一族	對當今學生族而言，考試已經不再是什麼稀奇的事，青少年為了不辜負家長的期待，圓自己的大學夢，熬夜讀書成為了家常便飯，長此以往就會造成精神緊張，壓力過大，一步步走向亞健康的行列。
中年受薪一族	中年受薪階級的社會責任比較沉重，上有老下有小通常是這一類人現狀的真實寫照，同時還要兼顧家庭和事業，結果身心俱疲，忘記了關心自己的健康，最後成了亞健康一族。

那麼，我們應該如何防治亞健康呢？

預防「亞健康」的途徑

途徑	描述
改善飲食	遠離亞健康並非一朝一夕的事，首先要改變錯誤的飲食習慣，例如，遠離高熱量的煎炸食品，遠離泡麵、速食水餃這樣的垃圾食品和速成食品；吃飯姿勢要正確、站著、躺著、一邊看電視一邊吃飯都不利於營養的消化與吸收；吃飯喝水不要過快，細嚼慢嚥，半個小時之內為宜；一日三餐有規律，切忌飽一頓餓一頓，暴飲暴食；切忌偏食，挑食、貪食、厭食。
從細節著手	生活中的一些小細節也值得注意，例如：不要用含有油漆的筷子、湯匙吃飯，因為油漆中含有大量破壞營養且對健康有害的化學成分；起床後不宜立刻疊被，因為人體在經過了一夜的睡眠，新陳代謝過後，排出大量的水氣，如果不打開窗戶通通風，帶風乾後再疊被，被子就更容易受潮，從而破壞身體中原有的健康因子。

多參加運動	以正確的方式多加運動，運動不對反而對健康不利，不要為了彌補運動不足而短時間內集中運動。現代人工作繁忙，運動機會越來越少，於是有人選擇了再休息日集中運動，以為這樣就可以彌補之前的運動不足，事實並非如此，當身體經過了一段時間的疲憊工作後，還沒等休息好，恢復體力就去運動，反而更傷身體。 另外，並非只要運動就會健康，如果身體生病，或選擇一些身體根本無法承受的運動方式，非但不能使身體強壯起來，還會使病情加重，身體更加脆弱，更別提健康了。

■ 日常飲食，並非「美食」而是「毒食」

近幾年，食品安全問題接連不斷。地溝油、蘇丹紅、毒奶粉、瘦肉精、毒稻米……無不充斥著當今食品市場，一不留神，可能就中了食物的毒。

醫學研究顯示，人類 70% 的慢性病都是不經意間吃出來的。然而，這種潛在威脅是可以預防和提早發現的。你可以活到 120 歲！除非你自己不想管理自己的健康！

2005 年，相關部門在中國將近 20 個省市幾十家企業食品檢測中，發現了「蘇丹紅」致癌物，它能在短時間內破壞人體的腎功能和肝功能；2006 年，名為「孔雀石綠」的致癌物侵襲了大部分水產品食品市場；2007 年，在中國大部分食品市場檢測到了與人們每日相伴的稻米中含有過量的銅；

2008 年，三鹿奶粉捲入三聚氰胺事件，大批次的奶粉檢測出了對嬰幼兒有害的三聚氰胺；

2010 年，中國多家大大小小的餐廳被查出使用「地溝油」，並且其使用數量驚人；

2014 年，臺灣發現諸多食用油廠商違法事件。該宗事件引起社會輿論對食品安全問題普遍關注，包括查出數起劣質油品事件。

「民以食為天」，安全都談不上，何談健康？當然，今天我不是為了在此揭露眾人皆知的食品安全醜聞，而是為了喚起大家的危機意識 —— 你每天吃的可能不是「美食」而是「毒食」。

所謂「毒食」，通常是指停留在食物上的各種化學劑和毒素，帶有化學劑和毒素的食品危害幾何？

輕則影響智力發育，重則致癌！

近幾年，與人們生活息息相關的有毒食品不少，例如，玉米麵的饅頭，由於廉價、營養而廣受普通居民歡迎，可以將其列為日常主食。毫無疑問，玉米饅頭應該是黃色的，但如果這黃色是染上去的，你還敢吃嗎？它還會有營養嗎？其實，這種饅頭是化學劑和毒素合成的「傑作」，不但毫無營養可言，還會損害身體健康。影響青少年智力發育，即使是成年人長期食用也有誘發癌症的可能。

常見的化學製劑和毒素有哪些？

常見的化學製劑和毒素

甜蜜素	甜蜜素是最常見的食品添加劑之一。其味道比普通的蔗糖還要甜三四十倍。長期吃甜蜜素含量過高的食物，會破壞人體神經和免疫系統，損害肝臟，而對排毒、代謝能力較差的嬰幼兒和老年人而言更是致命一擊。
檸檬黃	檸檬黃，也叫酒石黃，極易引起過敏、腹瀉等症狀。攝入過多會使肝腎功能超負荷運作，不利於人體健康，而兒童則會導致智力下降，過動症等兒童障礙，是最不利於青少年身體健康的一種化學毒素。

但似乎在現實生活中，我們總會不可避免地與這些化學劑和毒素相遇，如何才能拯救自己呢？

自我拯救的方法

多吃菌類、豆類、海藻類、蔬果類食物可以幫助體內排毒
學會鑑別含有過量化學劑和毒素的食品，盡量遠離危害
遠離速食

1.多吃菌類、豆類、海藻類、蔬果類食物可以幫助體內排毒

菌類食物具有清潔血液，增強免疫力，解除體內毒素的功效，例如，蘑菇、香菇、黑木耳等，均可作為解毒、排汗的佳品長期食用；而豆類食品，例如紅豆湯、綠豆湯等，亦可以幫助排泄，清除體內毒素；紫菜、海帶等海藻類的食物

能有效對付體內的放射性物質，並促進新陳代謝，使之迅速排出體外；新鮮的蔬果汁也是身體的「清道夫」，值得注意的是，務必攝取新鮮的蔬果汁才利於人體吸收、消化，從而將毒素溶解、排出。

2. 學會鑑別含有過量化學劑和毒素的食品，儘早遠離危害

鑑別食物中是否含有化學劑和毒素並非只有專家才能做到，以玉米麵為例，其原材料玉米是粗糧的一種，所以，真正由玉米粉製成的食品，無論是手感還是口感，都比較粗糙。但市場上有不少外焦裡嫩，細膩、圓滑的玉米饅頭，雖然看上去很討人喜歡，但實質上，這樣「完美」的玉米饅頭很有可能是經過化學劑與毒素合成一番的結果。所以，知道了食物的原材料，也可以推測出其製成品是否是原汁原味的了。

3. 遠離速食

國民經濟不斷發展，時代不斷進步，人們的生活節奏也越來越快，經濟、文化、娛樂，方方面面無不展現一個「快」字。其中也包括「速食」。

現如今，速食幾乎成了令所有學生族和上班族頭疼的問題。食堂、餐廳裡可供選擇的菜少之又少，油脂含量奇高無比，吃多了會膩，吃少了就跟不上營養。久而久之，學生族

和上班族們也習慣了這樣的「快文化」，開始不把吃飯當一回事，去餐廳也變成了「例行公事」。速食因為「快」，其製作流程必然危機四伏，其中不乏一些不良商家將「毒素」帶到速食裡。所以，我們平時應該盡量少吃速食。

　　人在江湖，身不由己。有時加班至深夜，有時趕著和客戶談判。就算放假，有時也捨不得休息。往往不是速食逼我們選擇它們，而是我們主動選擇了速食。既然一定要選，那就要科學合理地選擇，不妨遵從以下原則：

選擇美食、遠離毒食的原則

乾淨、衛生	再美味的食物，衛生也要過關。否則味道是留住了，疾病卻來了。快餐衛生不合格，身體的消化系統負擔就會加遽，留下健康隱患。
油脂含量較少	理由同第 1 條，油膩的食物營養含量必定大打折扣。而從健康的角度來看，油脂含量高的食物容易引發慢性病。
少刺激、不過度辛辣	四川人喜歡吃辣是因為他們早已適應了那種刺激的味道，但對大多數民眾而言，過度的刺激、辛辣一是破壞健康因子，二是影響消化系統，所以盡量避開辛辣口味。
主食多樣化	主食不只有白米飯一種，應該米麵結合。多樣化攝入，這樣吃進去的事物才能全面、健康。

葷素搭配	葷素搭配比例最好為 1：2，即一份肉兩份蔬菜。而瘦肉可以選擇豬肉、牛肉、魚肉等。蔬菜可以以豆類食物和時令蔬菜為主。總之，要搭配著吃，不能過分偏愛某一種食物。
不偏食、挑食	挑食、偏食的後果不言而喻，上班族需要很大的能量，就更應該將米、麵、肉類、蔬菜變換著吃，每天都吃差不多的東西或只吃某一種東西，會影響健康。
少喝飲料多喝湯	湯可以促進腸胃道蠕動，加快吸收，而碳酸飲料則不利於人體健康，如果是冰鎮的飲料更是阻礙腸胃功能正常發揮作用。即使不愛喝湯，也應該用一杯涼白開水取而代之。
不吃隔夜菜	隔夜的蔬菜即使再美味，就算第二天重新烹飪一遍，其營養也會大量流失。尤其是上班族，更不能為了第二天方便省事而帶隔夜菜。
不喝隔夜湯	隔夜湯無論是放在保溫容器中還是冰箱中，再與空氣發生反應後，都會產生有毒物質。所以，上班族也不要提前做好湯水，第二天帶到辦公室飲用，現喝現做才是最健康的方式。即使是同一類別的不同食物，混合後也有可能發生化學反應，也有可能容易變質。
高溫天氣少吃速食	在高溫天氣裡所有食物都很容易在高溫作用下變質，更別說是提前很久做出來的速食了，如果吃了變質的速食，恐怕腸胃就會向你發出警告了。

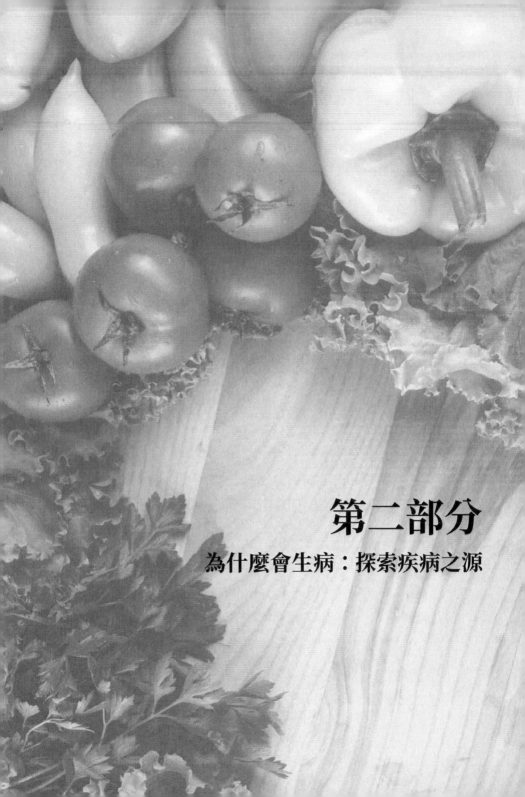

第二部分
為什麼會生病：探索疾病之源

第三章

人為什麼會生病？

> 有分析報告指出，高血壓患者有近 2 億人，糖尿病患者近 9,000 萬人，平均每 30 秒就有 1 個人死於癌症……很多人不知道，我們究竟為什麼會得病，該如何面對疾病與恐懼？或許死亡並不可怕，可怕的是死於無知。

■ 內在環境失衡：細胞病了，人就生病

我們所處的環境包括氣候環境、地理環境、社會環境、人文環境等等。在諸多環境中，很多因素都在無形中作用於人體。這些因素可簡單地概括為化學因素、生物因素、物理因素等，各因素錯綜複雜，並且時刻處於變化的狀態。人體藉助各個機能的內外調解和控制，與環境中各要素保持著相對穩定、平衡的的關係。因此，人體才能適應不同的環境。但人體的適應能力往往是有限的。當身邊有害的、不良的環境長期作用於人體，一旦超過了某一限度，人體的內部生存環境就會被破壞，失去平衡，進而引發疾病，危害健康，甚至導致死亡。

　　人體最基本的單位就是細胞。科學研究發現，我們患的所有疾病的原因，最終都可以歸結為一點，就是身體裡的細胞出了問題。無論是普通的傷風感冒，還是憂鬱症等精神疾病，或是癌症，所有病症都是由身體細胞故障引起。

　　細胞有問題→組織就有問題→器官就有問題→系統就有問題→人就會得病！

　　如果世界真有末日，那一天人們只會得一種病，就是細胞病。這並非危言聳聽。大部分現代人只知道身體外在表現出來的病症，卻不知究竟為何會得病。久而久之就忽視了身體裡的細胞群。殊不知，人生病是為細胞在喊「救命」。

　　以人體的消化系統為例，當細胞受損時，身體就很可能出現這樣的病症，如下表：

消化系統細胞受損的部位	可能出現的病症
個別細胞受損	胃炎
組織細胞受損	胃潰瘍
器官細胞受損	胃切除
系統細胞受損	消化系統疾病

　　細胞為什麼會生病？

　　細胞生病的原因有兩個：一是營養不良，二是毒素的堆積。

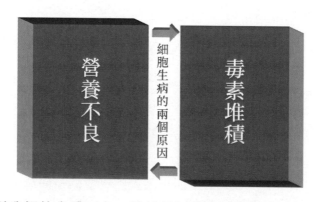

對我們的身體而言，營養是新陳代謝過程中不可或缺的元素，而毒素則是我們保持健康需要排出的垃圾。兩者互為因果，互相轉換。當我們攝取過量的營養時，它就會經代謝積存轉化為毒素；而當我們極度缺乏營養時，體內的垃圾、毒素就會被利轉化為營養。可以說，在我們平時不注意的時候，這對「歡喜冤家」在我們的體內可沒少互相鬥爭，卻又相互依存。只要我們活著，兩者的抗衡就永遠無休無止。若想保持兩者平衡，避免兩者「調皮搗蛋」、「吵架」，就要清楚身體需要攝取什麼，應該排出什麼。唯有如此，健康才會牢牢地占據上風。如果你想活得健康自在，理解這一觀念很重要！

當人體內的營養與毒素不平衡時，有機體就會由正常變為不正常。不正常就是有機體功能減弱甚至沒有了，或者出現不該有的身體機能。嚴格來說，這種病症稱之為「紊

亂」。身體機能的紊亂必然導致細胞功能的紊亂，這通常是由細胞的損傷，死亡引起的。換言之，大部分疾病都是由人體器官組織的細胞死亡而引起的。

細胞之所以會死亡，一是因為人體所需的營養，該得的沒有得到，缺乏營養元素；二是人體不需要的營養超標了，轉化成的「毒素」超過了細胞的處理能力，因而對細胞產生了毒害。

細胞死亡的兩個原因

營養不良	細胞需要的東西沒得到
毒素堆積	細胞被不需要的東西毒害

如果說人體是一間房子，那麼細胞就是疊砌房子的磚塊。房屋再高大，也需要結實的磚塊累積起來才會穩固。如果人體細胞受損、死亡，缺乏營養，就好比是一塊空心的磚塊、偷工減料的磚塊、缺斤少兩的磚塊，這樣的磚塊砌成的房屋你敢住嗎？肯定不敢。

但現實是，據調查，75% 至 80% 的現代人處在不健康的狀態，這些人就住在這樣的屋子裡，也就是說，他們的細胞得不到充足的營養。

現代人通常生活水準普遍提高，很多人不解，每天大魚大肉還會營養不良？

其實，人體並非什麼營養都需要，就算再好的營養，由於個人體質的差異和吸收能力的不同，需要攝取的營養也要因人而異。人體必須的七大營養素是：蛋白質、維他命、礦物質、碳水化合物、脂肪、纖維、水。我們只有全面、足量並且均衡的攝取這些營養，細胞才會健康。

在現實生活中，營養的攝取主要透過飲食完成。換句話說，我們為了提供營養給細胞，每天就必須吃很多東西。人的平均年齡以 78 歲為例，一生總共要吃掉 550 噸食品，這些食品為細胞提供充足全面的營養！與此同時，這些食品若吃得不對、不好，就增加了細胞的負荷，變成了垃圾、毒素。這也是導致我們人體內部生存環境失衡的重要癥結。

關於營養和毒素，我將在接下來的部分詳細闡述。大家不妨先簡單了解以下問題，如下表：

是什麼偷走了細胞的營養

不合理的飲食習慣	大魚大肉、暴飲暴食、速食、宵夜、垃圾食品
運輸和烹飪過程中的營養損失	洗、切、煮、炒、煎、炸
食物本身營養的下降	精緻加工、大棚、轉基因、環境汙染等等

是什麼毒死了細胞

外部毒素	陽光、空氣、水、食物、化學、輻射汙染
內部毒素	新陳代謝廢物、緊張壓力等

　　不管是外部毒素還是內部毒素，如果身體累積的毒素超過了肝臟解毒能力，我們身體裡的健康細胞就會被這些病毒攻破，引起病症。如血液有毒稱為毒血症，這類病症還可能引起皮膚病、痛風、過敏、哮喘、心律失常、頭痛、精神問題等諸多疾病。

細胞生病的三個階段

細胞功能障礙	表現為身體亞健康
組織局部受損	表現為潰瘍、炎症
器官功能衰退	表現為糖尿病、尿毒症、高血壓、心臟病等疾病

　　細胞構成組織，組織構成器官，器官構成生命。一旦身體處於亞健康狀態，就說明你的細胞生病了，細胞在給你警告！而人體細胞的功能是否健康直接決定了人體是否健康。只有啟用與生俱來的，潛藏在身體內部的細胞，提升細胞的修復和再生能力，身體的器官、疾病才能自我修復，讓生命長青。

如何啟用細胞

保健	提高細胞能量，加速細胞修復和再生
排汗	透過大量出汗有效排除毒素，減輕身體負擔

■ 外在環境威脅：汙染重了，人就生病

細胞生病，不僅會引起身體機能的改變，重則誘發各種疾病。而疾病則是人類死亡的重要原因之一。從目前來看，只從治病的途徑來延長壽命是十分有限的。千百年來，人類的死亡因素也在不斷變化。最明顯的一點展現在從以往的傳染性疾病轉變為衰老性疾病。也就是說，在現代，死亡大多情況下是由於細胞和組織衰老為直接因素造成的。就拿目前我們常見的心腦血管疾病、惡性腫瘤、心臟病來說，儘管發病的直接原因各有不同，可以肯定的是都與細胞和組織的衰老有關。當然，引起這些病的因素多種多樣，但近年來隨著我們賴以生存的環境不斷惡化，環境汙染的影響是導致疾病不容忽視的重要原因之一。

自古以來，人們就非常重視環境因素。在《黃帝內經》中就有明確的記載：「一州之氣，生化壽夭不同，其故何也？歧伯曰：高下之理，地勢使然，崇高則陰氣治之，汙下則陽氣治之。陽勝者先天，陰勝者後天，此地理之常，生化之道也；高者其氣壽，下者其氣夭，地之小大異也，小者小異，大者大異。」這段話清楚地指出：人類若是長期居住在空氣清新、氣候寒冷的高山地區，則多長壽。相反，居住在空氣汙濁、氣候炎熱的低窪地區，則多短壽。可見，居住的環境、氣候環境等外部環境因素，對人體的壽命有一定影響。

據最新統計，每年全世界有 40% 的人，死於環境汙染導致的疾病，而人類得癌症 90% 以上的因素源自環境因素。

死因	人數（%）
死於環境汙染	40
死於癌症	90

如今，不僅自然環境與我們的健康息息相關，社會環境、人文環境同樣和身體健康緊密相連。《黃帝內經》裡還指出：「凡欲診病者，必問飲食居處，暴樂暴苦，始樂始苦，皆傷精氣，精氣竭絕，形體毀沮。」相傳，在帝堯時代，人們就透過鑿井取水而飲。到了春秋戰國時期，還制定了一套清潔飲水制度，不遵守的人將被法律制裁。

總之，我們每個人都具有生物屬性和社會屬性，必須重視社會環境因素對人類疾病和健康的影響。除自然環境、社會環境外，生物因素也不容小覷。如與我們共存的生物，包括細菌、螺旋體、原蟲、立克次體、病毒、黴漿菌、蠕蟲等，都會直接或間接對人類健康產生一定影響。如許多生物都可能攜帶致病原及寄生蟲，它們多導致傳染性的疾病。在歷史上，鼠疫、瘧疾、天花、流感等都是可以造成一個地區人口滅絕的傳染性疾病。

霧 —— 人類健康的新殺手

霧霾，是霧和霾的組合詞。常見於城市。目前，有不少地區都將霧併入霾，並作為災害性天氣現象進行預警預報，統稱為「霧霾天氣」。

2014 年年初，中國某網站評出了空氣品質排名最差的十個城市為邢臺、石家莊、保定、邯鄲、衡水、濟南、唐山、成都、西安、武漢。其中前 7 個城市都屬於京津冀地區。指數越大，表示空氣汙染程度越大。

2014 年 1 月分 74 城市環境空氣品質綜合指數

序號	城市	環境空氣品質綜合指數	序號	城市	環境空氣品質綜合指數
1	拉薩	3.41	38	常州	8.47
2	舟山	4.35	39	北京	8.56
3	海口	4.45	40	紹興	8.62
4	昆明	5.29	41	湖州	8.64
5	福州	5.47	42	秦皇島	8.7
6	廈門	5.62	43	青島	8.72
7	深圳	5.63	44	呼和浩特	8.84
8	珠海	6.18	45	西寧	8.87
9	惠州	6.2	46	連雲港	8.89
10	中山	6.28	47	淮安	8.95

11	臺州	6.41	48	南寧	8.95
12	中山	6.47	49	烏魯木齊	9.05
13	麗水	6.5	50	衢州	9.19
14	寧波	6.59	51	金華	9.21
15	大連	6.65	52	重慶	9.43
16	溫州	6.86	53	合肥	9.69
17	鹽城	7.15	54	銀川	9.74
18	承德	7.16	55	徐州	9.8
19	江門	7.3	56	太原	9.96
20	南通	7.38	57	瀋陽	10.1
21	張家口	7.4	58	長沙	10.12
22	蘇州	7.45	59	滄州	10.4
23	東莞	7.54	60	南京	10.41
24	蘭州	7.63	61	鄭州	10.62
25	揚州	7.76	62	哈爾濱	11.15
26	嘉興	7.83	63	天津	11.34
27	廣州	7.9	64	廊坊	11.81
28	泰州	8	65	武漢	12.02
29	南昌	8	66	西安	12.47
30	貴陽	8.05	67	成都	12.85

31	宿遷	8.07	68	唐山	13.16
32	杭州	8.21	69	濟南	13.33
33	鎮江	8.23	70	衡水	14
34	長春	8.28	71	保定	15.01
35	無錫	8.34	72	石家莊	17.6
36	肇慶	8.36	73	邢臺	18.57
37	佛山	8.45	74	佛山	20.4

　　看來，雖然「霾」是近幾年新出現的天氣現象，但其危害程度之深令人咋舌。每逢霧霾天，「霧都」裡那些本就患有呼吸道疾病的病人就會變得特別敏感。這是因為，霧霾的吸附力極強，能吸附大量有毒的酸、鹼、鹽、胺、酚、病原微生物等物質，這些物質一旦被人體吸收，那些呼吸道不好、免疫力低的人就更容易被刺激體內的敏感部位，令病情加重或引起病變，重者致咽喉炎、氣管炎、結膜炎等等。此外，霧霾中的大量病原體還會導致高血壓、腦溢血、頭痛，對於年幼或年老的體弱者甚至可能危及生命。

　　可見，人類賴以生存的環境是一個相當複雜的綜合體。自然之力不可違抗，作為在大自然中生存的生物體，我們唯有適應環境而生存，不僅如此，而且還要利用、支配和改造環境。當然，類似「霧霾」這種自然環境不是憑我們一己之力就能立刻改變的。在調侃「厚德載霧，自強不吸」的同

時，我們至少可以從改變身邊的環境做起，如居室環境、辦公環境、去戶外運動健身時的外部環境以及保持心理和諧、身心健康的人體內部環境等等。同時，透過環境養生這門學問扶正氣、平陰陽、調臟腑、排毒素，道法自然，這才是讓身體走出陰「霾」，給予生命正能量的健康管理之道。

■ 解析疾病成因：營養匱乏和毒素堆積

在本章，我們初步了解了細胞、疾病形成的兩個重要因素，營養和毒素。其實，它們是兩個對立的概念。當我們的身體獲得優質營養時，就會產生新的優質細胞，替代原有那些不健康的、老化了的細胞。這就是身體的自然排毒。當身體裡所有的細胞都是健康、有活力的新細胞時，整個人看上去就十分健康、精力充沛。

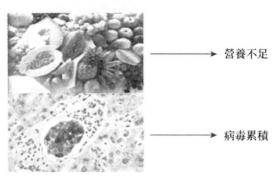

營養不足

病毒累積

疾病形成的原因

細胞對營養的要求：完整均衡

隨著現代人生活水準的提高，我們對營養的概念也越加深刻。越來越多的人開始重視營養的攝取，包括不斷為身體補充各種礦物質和維他命。這些營養元素是身體必不可少的，但是，很少有人注意到，自己吃進去的這些營養物質究竟是否真的被身體吸收了？如果未能被身體及時吸收，那麼攝取這麼多營養對身體是否真有那麼多好處呢？

科學實驗表明，細胞對營養的要求是完整均衡的。人體的細胞在吸收一種營養元素時需要其他營養元素的影響。也就是說，細胞需要完整的、各式各樣的營養元素，而不只是一種。而攝取的多種營養元素必須是均衡的，而不是一種營養元素補充過量，其他營養元素遠遠缺乏。舉個簡單的例子，眾所周知，鈣質是人體必需的營養元素。但是人體在吸收鈣質時往往需要維他命 D 的支持，而鈣質如果攝取過量，體內的鎂元素、磷元素、鋅元素、錳元素、維他命 C、維他命 E 的數量就會相應減少。如果你補充了大量的鈣質而沒有補充這些相關的維他命，將發生兩件糟糕的事情：維他命不足，鈣質無法被吸收，身體還需要把更多的鈣質排出。另外，鈣質吸收過多導致維他命缺乏，身體平衡被破壞。這也是為什麼在某些鈣質補充保健產品介紹中，我們會發現起主要成分除了鈣質外，還有很多維他命的成分。所以，體內的

各種營養元素需要保持平衡，單純補充某一種營養元素無法從根本上補充營養、預防疾病，且過量補充十分危險。

排毒和補充營養同等重要

我們在吸收營養的同時，體內也囤積了大量代謝的廢棄物，若沒有透過運動或排毒方式第一時間將其排出，就可能變成毒素，不僅會導致肥胖，還會導致慢性病。

在生活中，人們隨時隨地都能接觸到潛在的毒素。例如，你喝的水、吃的飯菜，甚至呼吸的空氣中，都可能存在毒素。現實中，大部分毒素都是用肉眼無法觀察到的，這也造成我們往往在不知不覺中就被毒素包圍而忽視了排毒。

當然，並非所有的毒素都是從外部環境中進去體內的，身體內部也會製造一部分毒素。只要活著，我們的身體就會連綿不斷地產生毒素、製造垃圾。

毒素對人體的危害究竟有多大？

如果人體內囤積了大量毒素，恐怕連蛔蟲都無法生存。

我們不得不面對的一個現實是，年齡超過 30 歲之後，由於身體新陳代謝的速度越來越慢，身體裡的廢棄物和毒素會越來越多，最明顯的一個表現就是體態越來越臃腫。我們常說，一個人年輕時很苗條，上了年紀後卻發福了。其實這很可能是體內毒素堆積的結果。

當毒素滯留在體內，受影響最大的是皮膚。通常表現為

色素沉澱、臉色暗沉、皮膚粗糙等等。可見，要造就令人稱羨的美體，排毒是當務之急。

人體排毒的途徑有很多，如下圖：

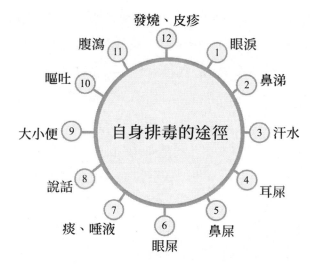

除了自身可以排毒，還有許多途徑可以幫助我們搬走體內的垃圾、排出毒素，我將在後面的章節著重論述。可以肯定的是，不管什麼人，如果不遵循科學的健康管理之道，不經常為自己的身體「大掃除」，那麼，他的身體裡一定存在大量的垃圾。那些隱形的垃圾如「匕首」一般，不但對身體造成負擔，隨時都可能致命。

第四章
為什麼病症總是難以根治？

有的人不得病還好，一旦得了就像被病魔附體，常年處於「病態」，似乎怎麼也治不好。於是，常年吃藥、營養品就成了這些人的常態。久而久之你會發現，營養品吃了和沒吃一樣，藥效也越來越不明顯。其實，不是藥物治不了病，營養品補不了身體，而是你身體裡的健康空間正被毒素腐蝕。

■ 毒素即為病源

我們經常會發現身邊的親朋好友，人還很年輕，看起來也很健康，卻在毫無徵兆的情況下得了大病。譬如腦溢血、癌症、甚至還有一些叫不出名字的怪病。這些人幾日未見就癱瘓在床、裝了支架，更有甚至不久就離開了人世。倘若回到二三十年前，這樣的現象或許不太會發生。而現在，由於環境汙染嚴重、食品中化肥、農藥、藥物等毒素殘留，大量吞噬我們身體裡的健康細胞，導致從前鮮有的病成了「現代病」、「常見病」。毒真有這麼恐怖？它真能偷走我們的壽命？

一點點毒素當然不會讓人輕易喪命，但長期堆積在身體裡的毒素則不同。相對健康而言，毒素如「地雷」一樣，潛伏在身體各處。前期我們很難察覺，到後期累積到一定程度，「地雷」就會爆炸，讓我們猝不及防。

早在兩千年前，《黃帝內經‧素問》一書中就提到：「聖人不治已病治未病，不治已亂治未亂」。意思是，人在健康的時候要防患於未然，不要覺得自己健康狀況良好，被表象矇蔽。

美國丹佛大學的一項報告顯示：人體胚胎細胞每 2.4 年分裂一次，一個細胞能分裂 50 次。以此計算，50 乘以 20 就是 120 歲。但是，由於體內毒素的腐蝕，人體胚胎細胞分裂週期縮短至 1.24 年。那麼，50 乘以 1.24 是 70 歲。所以，可以估算人的平均壽命為 70 歲。而事實上，長此下去，恐怕很多人連 70 歲都達不到。

毒素何以要人命？

人到了中老年，慢性病會越來越多，一個重要因素就是毒素已經在五臟內淤堵、侵蝕已久。毒素就像一個無形的殺手，潛伏在人體的不同器官。這樣一來，器官的功能就會越來越弱，我們的代謝能力也越來越差。久而久之，健康的身體就會發生病變。

任何一種疾病，絕對不會是你睡一覺的功夫從天而降，附到了你的身體裡，醒來你就生病了。疾病是一個長期累積的過程。我們常常只治療已經發生、顯現出來的疾病，卻忽視了身體內潛在的疾病。不發病不代表沒有病，只是毒素暫時還沒累積到一定程度。你不斷地吃藥，藥物裡多含有化學成分，化學性毒素是對人體危害最大的毒素之一。當藥毒慢慢在體內沉澱，許多身體部位就要到了病發的臨界點。毒素一旦爆發，疾病就開始蔓延。這也是為什麼一旦得了一個病，其他病症就會隨之而來。

究其根源，毒素就是最大的「元兇」！我們只有將體內的毒素一一清除，毒素才會停止蔓延，疾病才能被徹底根除。

小心！藏在五臟裡的毒素

人的心、肝、脾、肺、腎五個臟器都是毒素的棲居之地。

人體五臟的主要生理功能是儲藏、生化精、氣、血、津液和神。這些都是人體生命活動的根本。中醫理論認為，人體五臟內都可能留存毒素，被毒素堆積的部分會在臟器表面留下「蛛絲馬跡」。

毒素之所以易在五臟「棲居」，關鍵在於人體由於主客觀各方面因素，如代謝不佳、休息不好等，不可能每天都第

一時間將毒素排出。而這些對人體產生不良作用的物質都可以稱之為「毒」。例如寒氣、食積、瘀血、氣鬱、痰溼、上火 —— 這些毒素在五臟之內堆積，會令五臟加速衰老。接著，透過五臟供養的皮膚、肌肉、筋骨、神經等部位也就跟著一起衰老了。雖然毒素藏得很深，但並非無跡可尋。

現在，就讓我們揪出藏在身體裡的「百病之源」，並用簡單實用的方法將其排除。

健康密碼 1：為心臟排除毒素。如下表：

毒素的表現	描述
額頭長痘	額頭受心臟管轄。心火過於旺盛就會成為毒素。這片「轄區」就會此起彼伏，冒出許多痘痘。
失眠、心悸	心臟不停地工作，毒素就會停留在心臟無法排除，睡眠就會不安穩。
胸悶、刺痛	心臟出現淤血會導致胸悶和刺痛感，這也是一種毒素，就如路上塞車，輕者胸悶，重者刺痛。
舌頭潰瘍	和心臟連繫最密切的部分就是舌，因此潰瘍通常長在舌頭上。這也是心臟有內火，毒素排不出去的表現。

根據上述症狀，心臟排毒的最佳時間是午間 11 點至 13 點。這時心臟的工作效率最高，我們可以在這一時間段多吃一些保護心臟、幫助心臟排毒的食物，例如堅果、黃豆、茯苓、黑芝麻、蓮子等等。

健康密碼 2：為肝臟排除毒素。如下表：

毒素的表現	描述
指甲凹凸	中醫認為「肝主筋」，指甲就是「筋」的一部分。所以當肝臟被毒素推積，就會透過指甲反映出來。
乳腺增生	乳腺是肝經循環運行路線上的「要塞」，一旦肝「中毒」，隨時會產生乳腺增生，並且會因氣血充盛導致脹痛明顯。
情緒不良	肝臟是我們調控情緒的重要臟器，如果肝內的毒不能及時排出，就會阻塞氣的運行輸出，情緒就容易有波動。
偏頭痛	臉部兩側和小腹，是肝經和它的搭檔膽經的「領地」，一旦肝的排毒不暢快，就會「上頭」，出現偏頭痛。

根據上述症狀，肝臟排毒的最佳時間是凌晨 1 點至 2 點。此時肝臟的活動最旺盛，有助於人體排出毒素。最好的方式是此時應進入睡眠狀態，讓肝臟順利完成代謝廢物的工作。需注意，肝臟只有在我們熟睡時才會工作。因此，在這一段時間應該保持熟睡狀態，不要熬夜。否則就會讓肝臟受累。久而久之，肝臟就會受損，被毒素入侵。

健康密碼 3：為脾臟排除毒素。如下表：

毒素的表現	描述
面部長斑	脾臟掌管消化系統，長斑的人通常消化系統能力就會弱一些。
舌苔厚、肌肉痠痛	脾還掌管體內排溼，如果人體溼氣過多，超出了脾的工作能力，就會出現體內溼氣過剩的症狀，表現為舌苔較厚、肌肉痠痛。

脂肪堆積	在中醫裡，脂肪還有一個名字：痰溼。最重要原因是脾的消化功能不佳，無法及時將體內垃圾毒素排出而產生。所以，要想有效減肥首先要先恢復脾臟的正常工作。
口臭或潰瘍	口、唇周圍都被脾管制，如果脾中的毒素無法排出體外，蓄積的毒素就會找機會從這些地方爆發。

　　根據上述症狀，脾臟排毒的最佳時間是餐後時間。首先要保證吃進來的食物能及時消化、吸收，避免毒素堆積。推薦的方法是飯後多走一走。另外，甘味健脾，吃完飯 1 小時後可以吃 1 個水果，方可幫助健脾、排毒。

　　健康密碼 4：為肺臟排除毒素。如下表：

毒素的表現	描述
面色無光	全身的皮膚都被肺管理。皮膚是否光澤、白皙，都取決於肺的功能是否良好。當肺中毒素比較多時，毒素會隨著肺的作用，沉澱到皮膚裡，你的膚色看起來就會沒有光澤。
便祕	肺臟和大腸屬同一系統，當肺臟有毒素時，腸道內也會有不正常的毒素淤積，就出現便祕。
容易悲傷	毒素在肺部就會干擾肺內的氣血運行，導致肺臟不能正常舒散胸中的悶氣。

　　根據上述症狀，肺臟排毒的最佳時間是早上 7 點至 9 點。這時我們的肺部最有力量，可以在此時進行慢跑等有氧運動，以此強健肺排出毒素的功能。

健康密碼 5：為腎臟排除毒素。如下表：

毒垢的表現	描述
水腫	人體的液體運行由腎臟負責，腎臟被推積毒素後，排出多餘液體的能力降低，就會導致水腫。
容易疲倦	由於腎臟的能量被身體內的毒素消耗，所以腎臟提供的能量逐漸減少，身體出現倦怠，四肢無力，神疲思睡。
下頜長痘	臉部下頜由腎管轄，由於腎排毒不足，多餘的毒素就在下頜部位停留。

　　根據上述症狀，肺臟排毒的最佳時間是早上 5 點至 7 點。此時，我們的身體經過一夜的休息，到了早晨毒素都堆積到了腎臟。因此，早上起來最好喝一大杯白開水，沖刷腎臟，將毒素排出體外。

　　毒素幾乎遍布人體的每一個細胞。幸好人體自身有了不起的神奇能力，它能透過高效的自我保護和修復系統，幫助我們排毒。排除五臟毒素後，身體的代謝能力會大大提高。利於我們預防疾病，改善體質，健康一身輕！具體表現為：

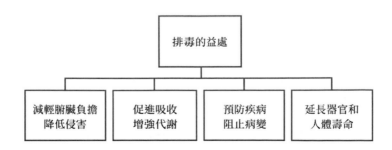

■「自由基」的長期入侵

現代人，特別是都市人群，隨著工作壓力增加、生活節奏加快和環境汙染加劇、營養過度以及生活習慣不良，健康隱患也越來越多。許多現代人已經徘徊在疾病的邊緣。相信大部分現代人都存在這樣的問題：早上睡不醒，晚上睡不沉。白天工作時總是覺得倦怠無力，注意力不集中精神萎靡，但去醫院檢查又查不出任何症狀。

其實這是身體向我們發出的健康警報。儘管目前病痛還未顯現，但是身體已經進入「亞健康」狀態。有人問，是什麼竟敢如此大膽，在這裡興風作浪，害我們遠離了健康？

答案就是 —— 自由基。

許多朋友對「自由基」的概念還很陌生。簡單來說，自由基是指人體內的一些分子或原子團，其上含有一個不成對電子。例如，甲基自由基、羥基自由基、一氧化氮自由基、超氧陰離子自由基和脂類自由基都含有一個不成對電子。

在普通分子中，原子之間透過化學鍵相連形成了化學鍵，在這一過程中，電子都是配對的，所以比較穩定。而在自由基中，由於存在一個不成對電子，只有將它和其他電子配對才可以。所以，身體裡的自由基通常具有不穩定性，一般都很活潑，比較容易與其他分子發生反應。換句話說，在體內的自由基很容易與細胞成分中的蛋白質、細胞膜、核酸

和酶等發生反應，導致細胞損傷，甚至引起細胞死亡 —— 而這直接關係至我們的身體健康。

通常情況下，自由基主要產生於一些化學反應過程中。例如，炒菜的油煙、炸糊了的食物，吸菸等等都會產生大量自由基。有朋友問過我這樣一個問題 —— 自由基是天使還是魔鬼？

可以這麼說，自由基一旦摧毀體內的細胞膜，細胞在變性後無法再繼續從外部吸收營養，也排泄不出細胞內的垃圾，並失去了對病毒和細菌的免疫力。這個後果不堪想像。身體裡健康的基因被自由基入侵時，就會導致基因突變，身體的基因不穩定，就容易誘發癌症。

外國一項醫學研究報告指出，自由基可以引發高達 100多種疾病。可見，在如今「訊息化瀰漫、高科技氾濫」的時代，自由基無異於「過街老鼠」一樣，人人喊打。但事實上，完全沒有自由基也是不行的。當外界的細菌、病毒等致病微生物殺入我們身體裡時，自由基就會扮演「保鏢」的角色，成為對抗「敵人」的武器。所以，自由基在一定程度上也是我們人體自然免疫系統的一部分，在某些時候對人體有益。只不過，自由基過多會損害我們的身體。為此，我們應該保持自由基處於平衡狀態，才能長久地保持健康。否則，再多的藥物也只是醫治了表面現象，真正的病因卻沒有真正根治！

第五章
為何慢性病總是越治越多？

> 很多人得了慢性病後產生藥物依賴甚至終生服藥。如風濕病、高血壓、糖尿病等等。之所以這些慢性病越治越多，是因為你服用的藥物雖然能治病，但同時也會致病 —— 藥物中的藥毒不斷地沉積到人體各個健康器官，像寄生蟲一樣常年寄居在你身體裡，逐漸將健康細胞吞噬。

■ 梅契尼科夫對「自體中毒」的探討

人的年紀越大，慢性病就越多。其中最重要的原因就是五臟已經被沉積已久的毒素淤堵、侵蝕。當人體不同的代謝器官被毒素包圍，代謝能力就會愈來愈差。久而久之就會引起病變。所以，我們常聽人說，胖子不是一天吃成的，疾病也不是一天形成的，而是一個累積的過程。在現實中，我們往往只注重已經發現的病症，卻忽略了潛在的病症。即便暫時沒有病發，也不代表體內沒有毒素。只是毒素還沒累積到致使病變的程度罷了。

俄國的免疫學家、病理學家梅契尼科夫（Elie Metch-nikoff）提出了「自身中毒」學說，他的核心理論是：「人體垃圾因為某些原因過量沉積在體內，導致人體慢性中毒，從而引發多種疾病。」事實上，人類目前正處於一種攝取得多，排出太少的失衡狀態。而「自身中毒」淪為「慢性病越治越多」、「毒素是萬病之源」奠定了理論基礎。

身邊總有朋友問我，為什麼慢性病越治越多？其實，「幕後真兇」已經在上一章被我們找到了──體內毒素！

許多人不敢相信，我們的五臟六腑都有毒。

「毒」──中醫將所有人體不需要的、過剩的、不能順暢排出的東西都統稱為毒。

我們從出生那天開始，每天都會有一些代謝物殘留在體內，這些毒素長年累月地堆積，牢牢地附著在五臟六腑的組織細胞上，形成不易被沖刷掉和分解掉的毒素。中醫系統將心、肝、脾、肺、腎五大系統內堆積的毒素統稱為「五毒」。

疾病是累積的過程

身體亞健康所發出的預警訊號絕不是一天發出的。造成疾病的另一個重要原因就是毒素的日積月累。

在日常生活中，我們每天都不可避免接觸各式各樣的毒素。我們甚至很難再擁有一瓶足夠安全而有價值的水、一顆

　　沒有農藥的白菜、一個不含激素的雞蛋、一口乾淨的空氣、一塊放心的豬肉。各種重金屬、激素存在於我們平時使用的藥物、化妝品以及各種飲料和加工食品中。從家具、地板、天花板、牙膏、衣服、杯子，到餐桌上、香皂、洗衣粉、清潔劑等等。幾乎我們每天使用的所有物品裡，都無一例外地潛藏著各種毒素。

　　儘管如此，我們每天依然要吃飯。吃進不乾淨的東西是小事，最主要的是不能吃。例如，市場上賣的番茄，往往昨天晚上還是綠的，一夜之間就全紅了。原因就在於裡面撒了催熟劑。所以，我們常常覺得現在的番茄和以前吃的味道不一樣了。還有，我們都知道吃水裡的比吃陸上食物的好，吃沒腳的比長腳的好，所以大家普遍認為吃魚好。可你一定想像不到，現在一些無良商家餵魚吃的是藥。因為吃了藥的魚長得又快又大。再看喝的。我們喝的自來水是不能直接飲用的。因為自來水是用氯來消毒的，加上管道的汙染、二次加壓汙染等，因此我們喝的水是被汙染過的。有人說，那我長期喝外面買的純淨水好了。可是純淨水雖然乾淨但沒有人體所需的各種礦物質，也不能長期飲用，否則可能導致骨質疏鬆、營養不良。可見，從吃到喝都已被嚴重汙染了，慢性病也就多了。

排出毒素，一身輕鬆！

面對慢性病，我們還是要想辦法快速排毒除垢，為身體「減負」。有一次，我的一位老友過生日。我請他和一眾朋友到汗蒸養生艙放鬆，過後朋友說，蒸完感覺自己身輕如燕，剛剛喝的酒似乎也都隨著汗蒸的過程蒸發了，整個人都精神了不少。其實，從養生的角度來講，汗蒸可以有效為人體補充能量，使得體內脂溶性毒素由固態變為液態隨汗液排出體外，從而可以淨化血液，軟化血管，增強臟腑的功能，有效地改善各種慢性疾病。

總的來說，汗蒸可以歸納為以下五個方面的作用：

汗蒸對人體的益處

減少毒素對臟器的腐蝕，減輕臟腑負擔	毒素使臟腑負擔越來越重，就像病牛拉大車，排出內臟毒素後，身體會感覺前所未有的輕鬆，吃飯很香，睡眠很好，神清氣爽，這就是臟腑毒素排出，負擔減輕的最直接表現。
阻止器官病變，減少和預防併發症	毒素就像鐵鏽一樣，腐蝕臟腑器官，引發器官的病變，清除毒垢有助於恢復器官功能，增強人體自癒力，阻止疾病的惡化，減少和預防併發症的發生。
促進營養的吸收，縮短慢性病康復進程	毒素就像鐵鏽一樣，腐蝕臟腑器官，引發器官的病變，清除毒素有助於恢復器官功能，增強人體自癒力，阻止疾病的惡化，減少和預防併發症的發生。

預防重大疾病的發生	毒素不僅腐蝕臟腑，更會汙染血液，讓身體的代謝能力越來越差，體內堆積的毒素和垃圾越來越多，成為文明病和現代病的主要病因。定期掃除毒素地雷，可以減少由高血脂、化學性肝損傷引起的心腦血管、肝病、糖尿病、癌症等重大疾病的發生。
延長壽命	人體由器官組成，器官的壽命決定人體的壽命，排出毒素後，器官壽命延長，人體壽命自然延長。

■ 由飲食所引發的慢性病危機

俗話說「病從口入」，最初是指引發傳染性疾病的病大多是由於人們吃了不衛生食品所致。然而，現代專家學者普遍認為：目前引發民眾死亡的前三類疾病是心腦血管疾病、腫瘤和呼吸系統疾病。其中，前兩個死因與我們日常膳食結構不合理有很大的關係。換言之，我們常見的這些慢性病不只是累積產生，通常也是吃出來的。

國外專家將膳食的變遷劃分為三個階段：「飢餓減少階段」、「慢性疾病階段」、「行為改變階段」。

說到吃，我們人體每天攝取的基本三大物質是糖、蛋白質和脂肪。這三種物質若攝取不正確，就會導致慢性病。

糖的攝取

糖攝取量過多，身體會受到哪些懲罰？

糖攝入過多容易導致的疾病

體內毒素無法排出，缺乏維他命	糖進入體內，經過重重分解產生熱量，同時產生一些代謝物體，並需要維他命的配合幫助代謝物產生的毒素排出體外。如果糖攝入量過多，就會消耗過量的維他命，長此以往導致維生素的缺乏堆積過多的毒素代謝物已無法正常排出身體功能漸漸退化。
導致肥胖，帶來高血壓等疾病困擾	人體中胰島素的含量會隨著糖的攝入而增加，從而分泌使神經活性增加的物質，讓血管變得緊張誘發高血壓。而且糖攝入得過多，就會有一大部分的糖是身體暫時不需要的，它們就會自動轉化為脂肪藏在身體裡，導致肥胖，而肥胖又是多種病症的源頭。
過分的糖導致人體缺鈣，誘發骨質疏鬆	正常人每天都要進行新陳代謝，食糖過多就會在新陳代謝的過程中產生有毒物質，破壞人體的酸鹼度，而體內的鈣質等其他元素為了維持體內酸鹼平衡，就要不斷地參與中和作用導致鈣的缺乏，而鈣是保持骨骼強壯的基本元素，當大量的鈣被中和，協助糖分維持身體平衡，長此以往會導致骨質疏鬆，加速細胞的老化，骨骼的衰退。

　　通常情況下，糖攝取量稍微多於正常的含量時，人的情緒就會變得異常，例如，無來由地心煩、脾氣暴躁、做事衝動、任性、心情越來越差。嚴重者會因為營養不均衡而導致骨骼酸疼，頭髮變黃。小孩子會因此而更容易得近視、弱視；成年人會更加容易肥胖，引發其他病症。總的看來，食糖，不可過分。

蛋白質的攝取

蛋白質由 20 多種胺基酸構成，各個胺基酸透過不同的形式組合在一起，構成了不同的蛋白質。人體生長和修復、製造激素、抗體等都離不開蛋白質的作用。因此，人體攝取多少量和質的蛋白尤為重要。當然，人體中的蛋白質並不是越多越好。似乎人們普遍存在這樣的觀念：大部分人蛋白質攝取量不足，應該多吃蛋白質含量高的食物。事實上，如果不多加注意，體內的蛋白質「爆倉」，對身體健康也是有危害的。

蛋白質「爆倉」會怎樣？

蛋白質過高易引發癌症、代謝疾病、腎病、肝病等等。

曾有一位世界級的癌症專家說過：「吃過多的肉類或膽固醇含量較高的食物，容易導致蛋白質過剩，而過多的蛋白質則不利於血液循環，易引發動脈硬化、癌症等高危疾病。因此，少吃肉、奶油等高蛋白的食物，才能減少罹患癌症的危險。」另外，人體的蛋白質超過本身所需時，體內就會殘留多種有毒的代謝物，誘發疾病。

蛋白質不足會怎樣？

骨瘦如柴，精神狀態不佳，容易疲憊，對運動失去興趣，影響工作、讀書和生活。

身體缺乏蛋白質，最明顯的表現就是體重只減不增，身

體漸漸消瘦，皮下脂肪逐漸減少，直至整個人變得骨瘦如柴，營養流失。間接導致精神萎靡，四肢乏力，對身邊的人和事失去興趣，由於體力不支，而影響工作、讀書和生活。重者身體器官功能降低，免疫系統紊亂，出現厭食、貧血等症狀，如不及時治療會有生病危險。

人體標準蛋白質攝取量是多少？

蛋白質攝取量因人而異，根據自己的體質合理補充。

人體標準蛋白質攝取量應根據體力勞動的多少進行補充：

人體標準蛋白質攝取量

成年男女輕度體力勞動者	每天應補充 75 至 60 克蛋白質
勞動適中的成年男女	每天應補充 80 至 70 克蛋白質
重體力勞動的成年男女	每天應補充 90 至 80 克蛋白質
普通的健康人群	通常蛋白質的攝取量應為攝取總量的 10% 至 15%

那麼，我們該如何正確補充蛋白質呢？

1. 從日常膳食中合理選擇蛋白質進行補充

在日常膳食生活中，蛋白質的來源有很多，例如，蛋類中的卵黃蛋白，乳酪中的乳白蛋白，肉類中的白蛋白，玉米、小麥中的穀蛋白，豆類中的豆蛋白等等。所以，我們應該糾正之前「肉類中的蛋白質更多、只有肉類中才有蛋白」

這樣的錯誤觀念，合理膳食，兼顧其他途徑獲得蛋白。而且事物不同，所含的胺基酸成分就不同，人體所需的胺基酸是多種多樣的，因此建議大家應該透過多種管道攝取蛋白質。

至於攝取的蛋白質能否被人體全部吸收、消化則要因個人體質而異，例如，雞蛋中的蛋白質要比穀物、燕麥中的蛋白質更容易消化。在所有食物中，動物蛋白是最容易被人體吸收的，其吸收率高達 90%，其次是吸收率在 80% 的豆類蛋白。粗糧、穀物類中的蛋白相對利用率比較低。

2. 雞肉是蛋白質的最佳補充源

在肉類食品中，雞肉向來有「蛋白質的最佳補充源」之稱。經測量，100g 雞肉中所含的蛋白質含量是 24g，並且雞肉中蛋白質所含的胺基酸成分，與人體所需的蛋白質成分最接近，因此也被稱之為 100% 蛋白質，非常利於人體的吸收。所以，雞湯是最為常見和有效的補品，不但能預防感冒，還能促進血液循環，保護鼻黏膜，維持呼吸道暢通無阻，可謂是身體補充蛋白質最好的來源。

脂肪的攝取

其實，「脂」是一個大類，並非單純地指脂肪，而是包括油脂、類脂、脂肪等多種含脂的東西。其中，有好脂，也有壞脂。在我們日常生活中，最常見的含脂食物莫過於花生

油、橄欖油、菜籽油、魚肝油、植物油等各種油類了，這些油中的不飽和脂肪酸含量很高，在常溫保管下為液態物體。適量食油可以有效防止心腦血管疾病的發生，還可以預防過敏、溼疹、關節炎等病症。

而由動物提煉出的油，如豬油等，其中所含的飽和脂肪酸很高，在常溫下也是固態的，這就是真正的脂肪，多吃無益，只會增加體內無用的激素，還會使人體的脂肪含量激增，短時間內增肥。

如果你因為擔心肥胖侵襲而談「脂」色變，拒絕攝取「脂」類物質，雖然你避免了壞「脂」進入體內，同時也將那些對人體有益的好「脂」關在了大門外，所以，人體的脂含量重在平衡，過多過少都不好。

為什麼人體不能沒有「脂」？

1. 身體有脂才有能量

為什麼胖人冬天不怕冷，夏天卻怕熱？因為胖人身體中的熱量較多，而脂肪正是為人體輸送熱量的運輸工人。當然，由於我們每天都要食用一定量的油，也就是說，我們每天都有很多機會攝取一定量的脂肪，如果一不小心攝取過多，就會使熱量囤積，引發肥胖。但也不可為了減肥放棄熱量的攝取，身體有了適量的脂肪才有能量。

2. 人體細胞膜需要營養素維持平衡，而好「脂」中的不飽和脂肪酸是維持身體健康的「福星」

人體中由無數個細胞構成，例如，腦細胞、視網膜細胞、神經細胞，誰來為它們提供營養維持健康呢？那就是脂，因為好的脂中含有大量的不飽和脂肪酸，不僅可以為細胞提供營養，還可以幫助老年人緩解視力下降以及促進胎兒的大腦發育，這就是為什麼孕婦和老年人要多吃含不飽和脂肪酸較多的食物的原因，例如堅果和魚。

另外，人到中年，就會受肥胖等疾病的困擾，血脂升高，心血管功能下降，而不飽和脂肪酸則有降血脂的功能，在平時炒菜時，為了不破壞食用油中的不飽和脂肪酸成分，油溫不要過高。

脂肪太多會帶來哪些疾病困擾？見下表：

脂肪攝入過多會導致哪些疾病

肥胖	脂肪過多會引起肥胖，肥胖又會誘發心腦血管疾病，輕者心肺功能降低，重者引起糖尿病。
高血壓	由於脂肪過多會使血脂升高，從而導致高血壓、動脈硬化等一系列心血管病。
前列腺癌和乳癌	脂肪可以產生雌激素，當人體中的激素不平衡或遭到破壞，男性可以發前列腺癌，女性則有可能得到乳癌。

大腸癌	脂肪會加速體內膽汁的分泌，多餘的膽汁在腸道內與其他物質相作用會生成次級膽酸，這是致癌物的一種，因此過多的脂肪可以引發大腸癌。而且很多有害的物質都屬於易溶脂性，很容易被脂肪吸收作用，罹患大腸癌的機率就會相對較高。
脂肪肝	人體既不能沒有脂肪，也不能存有過多的脂肪，關鍵在於如何保持脂肪平衡。

那麼，我們該如何保持體內的脂肪平衡呢？

健康的身體，需要維持體內脂肪平衡

不可為了享「瘦」而拒絕吃油性食物	有不少現代人（尤其是女性朋友）都追求「骨感美」，但隨著生活條件越來越好，瘦身似乎越來越難，美味當前，誘惑難擋。於是，很多人為了達到瘦的目的，不惜拒絕吃油性的食物，甚至炒菜不放油，這是一種極其錯誤的減肥觀念。 首先，吃進去的脂肪和菜中的維生素不一定全部被人體吸收，而且菜中的維生素只有在脂肪的作用下才會溶解被人體吸收，如果長時間拒絕吃油，必然會導致維生素的缺乏。其次，人體在缺乏維生素後，皮膚會因為沒有攝取營養而變得粗糙、乾燥，反而顧此失彼了。

最健康的油脂： 芝麻油	在所有的油類中，芝麻油廣受人們歡迎。據營養學家檢驗，每 100 克芝麻油中，脂肪的含量是 99.7克，其中芝麻油含有大量的維生素 E，向來有「自由基淨化機」之稱，能夠抗衰老，幫助人體吸收更多的養分。而芝麻油中所含的不飽和脂肪酸要略高於其他種類的油，長期食用能更有效地降低血脂，防止油脂攝取過多而引發的疾病。 從養生學的角度來看，芝麻性平、味甘，是很好的補肝養腎，明目活血，養髮生津的佳品，尤其是用黑芝麻提煉出的油是天然的促凝血藥，防止人體血小板的減少等心腦血管等疾病，所以想有效避免脂肪攝取量過多，不妨從選擇健康的食用油開始，畢竟它伴隨著我們的一日三餐。

總之，與「吃」有關的病是可預防的。只要我們用心管理健康，正確合理選擇食物，維持三大要素的攝取量基本平衡，很多慢性病都是可以預防的。

第六章
疼痛警示──不可忽視的身體訊號

> 疾病來臨前，疼痛往往會第一時間發出訊號。調查研究顯示，人體發生小疼痛時，70% 的人不會去醫院詳細檢查醫治。當我們的承受力越來越強時，那些被我們忽視的小疼痛也成了慢性疾病的隱患。當你到了疼得非去醫院不可的那一天，恐怕有再多的財富也換不來健康的身體！

■ 疼痛，身體健康的「警鐘」

聯合國公布：「50 年來癌症的處理方式是錯誤的、癌症不是用治療的而是用預防的！」很多人質疑：痛是不是骨頭引起的？我經常聽身邊的朋友說肩膀痛、膝蓋痛、腰痛，你是否考慮過，痛究竟是從何而來呢？難道真像醫院說的，是因為膝蓋退化或腰椎骨移位壓迫，引起疼痛嗎？且不論疼痛形成的原因，有一點可以肯定，疼痛是身體健康的「報警訊號」。身體疼痛不止，一定預示著健康出現了問題。

身體疼痛並非因為骨頭痛。如果說骨頭本身會疼，那

麼，我們每個人全身都有骨頭。這樣說來，每個人都會感到全身疼痛。並且注定要從出生疼到死。但在現實中，你聽說過有人每天因為骨頭疼而死去活來嗎？骨頭本身既然好好的，自然就不應該痛。就算痛，也與骨頭本身無關，所以我們不應單純地將疼痛歸結為骨頭痛。另外，疼痛與骨頭移位造成的壓迫亦無關。在生活中，很多人脊椎很正常，但每天卻還是疼得要命。甚至到醫院做了各項檢查發現也沒有問題。那麼，這種痛顯然與骨頭移位也沒有關係。

既然如此，究竟是什麼引起的疼痛呢？

平時我們總會不小心弄脫臼或骨折，雖然骨折使骨頭移位過大，但並不是最終產生痛感的原因。從科學角度而言，應該是嚴重拉扯筋，導致筋的組織受損，才會使我們感到劇痛。所以，身體感到疼痛時，受限要解決痛的原因 —— 也就是讓筋不再嚴重地被拉扯。所以，骨折時醫生幫你處理骨頭，其實是為了要處理筋，讓你的筋不再發出疼痛訊號。但對於急性的症狀，如脫臼、骨折，就不應該生搬硬套地套用到一般疼痛的處理方法上。當然，也不能把普遍意義上的疼痛都說成是由於骨頭移位所致。倘若連肉眼都看不出來，你憑什麼說是由於骨頭錯位導致的疼痛呢？

這樣的說法，未免有些人為的推測成分在裡面，缺乏科學性。縱使你有別人無法達到的預見能力和觸感，就算你能

摸出骨頭裡的移位。但在通常的疼痛中，那也並非造成疼痛的實際原因。況且人的筋是很堅韌的。就算是急性病症，只要不是移位嚴重到連肉眼都看得出來的脫臼，筋輕易不會因此受傷而產生痛感的。除非嚴重急性外傷造成的脫臼或錯位。才會產生強烈的痛感。而此時，即使讓醫生幫你矯正骨頭也沒有用，就算有辦法讓骨頭移動，但很快又會被變形的筋拉回來。別忘了，痛的因是在筋，不在骨。你要做的是精準地按在筋傷，痛即可緩解。由此可見，片面地將身體的一切疼痛歸結為骨痛引起，這不但誤把影子當本尊，也與事實相背離，難以讓人信服。

說到底，與其自作主張猜測疼痛的原因，不如讀懂疼痛的訊號，對症下藥！

■ 了解疼痛訊號背後的意義，守護健康

「疼痛」是我們一生中體驗最早、最多的主觀內在感覺。這種感覺每個人都避免不了。據有關部門統計數據顯示，在歐美國家有大約 35% 的人患有慢性疼痛疾病。

疼痛往往是疾病的「訊號」。但並不是只要治好了疾病，疼痛就會自然消失。世界衛生組織曾經明確提出「慢性疼痛是一類疾病」的說法。專家學者們經過長期的臨床實踐

得出結論：「如果說急性痛是一種症狀，那麼慢性疼痛本身就是一種病，是需要就疼痛予以診治的病。」

對於疼痛，國際疼痛研究協會這樣定義：「與實際的或潛在的組織損傷相關聯，或者可以用組織損傷描述的一種不愉快的感覺和情緒上的體驗。」

在現實生活中，我們難免被一些小疼痛纏身。當這些小病小痛來敲門時，千萬不要對它們視而不見、置之不理。其實，疼痛是在為你身體健康發出報警訊號。

人之一生，總會有疼痛的感受。如果不小心摔傷或者急性扭傷，疼痛感強烈時，我們通常會立刻就醫。但在平時，如果身體偶爾出現緩慢的隱性疼痛，例如，長時間坐在電腦前的脖子痠痛，坐姿不當引發的腰部痠痛，這類疼痛往往容易被我們忽視。直到疼痛感愈發強烈影響正常工作、生活時，我們才會去醫院檢查。

似乎，我們總是習慣性地自行輕易放棄診治的機會。殊不知，很多在萌芽狀態就能在醫生幫助下，透過診治予以扼殺的疾病，往往就是在我們漠不關心小小的疼痛時演變為不治之症的。

我們身處不同的環境、心理狀態和生理狀態時，疼痛的感覺也不盡相同。因此，我們有必要學會讀懂疼痛的訊號，所謂「頭痛醫頭，腳痛醫腳」。

疼痛的信號 1：頭痛

症狀描述	頭部像被擠壓一樣的疼痛。感覺眼睛、太陽穴後面的神經「一跳一跳」地疼。
可能病症	緊張性頭痛
致病原因	由於過度疲勞或壓力太大、交感神經過度興奮、血管痙攣所致。
自我調節	你需要出去散散步。暫時放下手中的工作和讓你煩心的事。透過運動可以改善血液，使其產生複合胺 —— 這是一種能有效緩解疼痛的神經遞質。另外，多呼吸室外的新鮮空氣對緩解頭痛也有幫助。

疼痛的信號 2：咽喉痛

症狀描述	咳嗽、咳痰、呼吸困難
可能病症	支氣管炎
致病原因	細菌、過敏、吸菸或病毒都會使支氣管發炎。
自我調節	急性支氣管一般能在幾日內自癒。但如果每年發病期超過 3 個月，並且症狀持續 2 年以上，就很可能會轉變為慢性支氣管炎。這種疾病很可能發展成肺癌、肺氣腫，為身體帶來更多痛苦。此時你需要盡快就醫，並且盡快戒菸，如果不能戒菸，也要減少吸菸量。

疼痛的信號 3：胸部痛

症狀描述	胸部正中灼燒般疼痛：胸部出現針扎樣、燒灼樣的刺痛。
可能病症	胃食道逆流，心絞痛

致病原因	每個人的食管末端有一處肌肉，它的任務是將食物推送入胃部，並且阻止食物逆流回食道。一旦這處肌肉出現問題時，胃液裡的酸性就會很高興並且會進入食道，使食管黏膜受到損傷。另外，由於心臟供血不足，冠狀動脈被阻塞有可能發生心絞痛。心絞痛經常有無無影，去無蹤。我們經常在、爬樓梯時感到一陣劇痛。這就是心絞痛突然襲來，很快又會轉瞬即逝。對於這類間接性疼痛不可麻痺大意，這很可能是心臟病的徵兆。
自我調節	多吃水果味的口香糖，有利於產生足夠的唾液，沖刷食道中的胃酸。另外，一定要切忌辣椒之類的刺激性食物，否則會更刺激胃，使病情惡化。如果你經常有這種感覺，就應及時去看醫生，因為長期慢性胃酸逆流可能是食道癌的徵兆。 其次，如果你是第一次有心絞痛，最好及時去醫院。心絞痛有時非常危險，千萬不要延誤。如果醫生已經確診了是心絞痛，你要在自己的上衣口袋、皮包這些隨手可及的地方都放上特效藥硝酸甘油等。

疼痛的信號 4：胃痛

症狀描述	上腹部常感到不舒服或緊縮般疼痛，尤其在飯後一到三小時內更加明顯。
可能病症	消化系統潰瘍
致病原因	經常服用消炎止痛藥，過量飲酒，吸菸也易引發此症。
自我調節	多使用抗生素。抗生素是用來殺死引起潰瘍的細菌。在病症早期，服用專門治療潰瘍的藥物能夠緩解消化系統潰瘍。

疼痛的信號 5：腹痛

症狀描述	上腹部尖銳的疼痛：腹部灼燒樣的疼痛，猶如被灼傷。
可能病症	膽結石：胃或十二指腸潰瘍

致病原因	這是由於膽囊內產生了小塊的膽汁顆粒，導致膽管堵塞和發炎，因而發生劇痛。也可能是由於胃部或十二指腸的黏膜出現破損，導致強度很高的胃酸侵入體內，因而非常痛苦。
自我調節	最好迅速去看醫生。平時要注意預防膽結石，每天早上一定要吃早餐，千萬不要空著肚子去上班。其實，目前有多種藥物能夠治癒潰瘍，貴在堅持並注意飲食。需要注意的是不要喝牛奶，因為牛奶富含蛋白質，會加速刺激胃部分泌，加劇疼痛感。

疼痛的信號 6：背部痛

症狀描述	背柱僵直、背部肌肉扭縮。
可能病症	脊柱推間盤退化
致病原因	長期脊柱過度勞累，姿勢不當，坐位工作，導致椎間盤容易受到傷害，產生疼痛及僵直的痛感。
自我調節	保持良好的坐、立、行走姿態以及定期游泳，能夠從某種程度上減輕疼痛。

疼痛的信號 7：腿部痛

症狀描述	被踢打似的疼痛感。通常在大腿處顯現，嚴重時甚至會擴展到全腿甚至腳尖。
可能病症	坐骨神經痛
致病原因	脊柱骨節滑動導致神經末梢被壓迫，長期進行劇烈運動或者從事體力工作容易產生此類頭痛。
自我調節	請骨科醫生按摩，或者遵照醫生的囑咐適當地服用止痛藥。活動後幾天內如果依照出現疼痛，應及時治療，否則暫時止痛後很快地將重複出現。

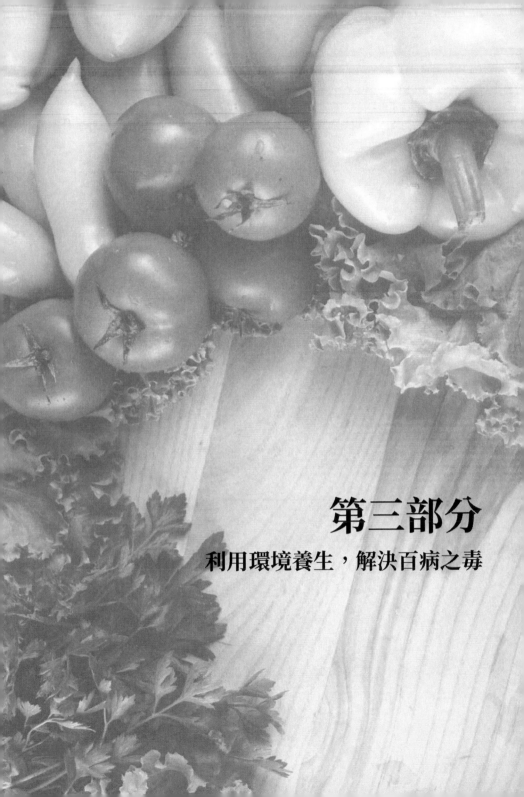

第三部分
利用環境養生，解決百病之毒

第七章
道法自然，學習環境養生的智慧

> 我們每個人每天都在一個特定的環境裡生存 —— 大到一座城市、一條街道、一片小區，小到一間臥室、一個會議廳、一張床、一盞燈……
>
> 都會影響我們的身心健康。無論環境是大是小，是內是外，一旦被破壞，健康的身體輕而易舉就被各種疾病入侵。環境養生是一門學問，道法自然，科學養生才是健康之道。

■ 每個人都應了解的科學式養生：環境養生

無論是慢性病還是疼痛，最終都是發生、作用於人體。而人始終要生活在環境中。因此，現代養生與環境密不可分。

環境養生，是一門傳統而古老的科學，我們需要以客觀的心態和眼光全面認知，合理對待。中國傳統哲學認為，人與自然的關係是一個有機的、統一的整體。利於人體健康的環境能夠保證工作、居住活動正常進行，健康長壽，更利於中華民族的繁衍興旺。反之，如果我們對工作、生活等活動

中產生的各種有毒物質處理不當，就會危害人體健康。長此以往，還會有潛在危害，威脅子孫後代的健康。流行病學研究顯示，人類的 70% 至 90% 的疾病與環境有關。在今天，你可以不會做飯做菜，不懂天文地理，但不能不學一些關乎你身心健康的養生智慧：環境養生。

簡單來說，環境養生是指陽光、空氣、水源、土壤、住宅、植被、社會、身體、人文等因素綜合起來，形成的有利於人們生活和工作的條件。環境不僅是指外部自然環境、家居環境、辦公環境等等，更包括人體自身的內部環境，以及影響我們身心健康的周圍的環境（能量）。陽光、空氣、水這些外部環境自不必說。我們著重從毒素棲居的源頭 —— 身體內部來探尋養生方法，利用身體所處的外部環境來養生，達到天人合一，內外身心平衡的目的。

環境養生不科學？

環境養生是科學的。不科學的部分是由於一些人誤解了其科學性。有一首歌中唱到「天和地不能分，魚和水不能分……」其實人與環境，同天和地、魚和水一樣緊密相連、不可分割。環境創造了人類，我們依附環境得以生存。若想長壽、健康，就必須讓身體與環境建立和諧共處的關係。

在《易經》中，就有「天人合一」之說。《易經》用乾、坤二卦代表天、地，而天、地則代表自然界。這說明人

與自然界密不可分。要想養生，首先要尊重自然規律，與其和諧共處。這是現在環境養生的起源和主導思想。當然，《易經》中所涉及的環境養生智慧，遠不止這些。但是，依據這些基礎環境養生思想，我們可以探尋更實用的方法，趨利避害，從而達到養生保健的目的。

只是，由於環境養生裡包括許多古代的風水知識，很多人一聽到「風水」就覺得是封建迷信，故覺得環境養生也不科學。這樣的理念歪曲了環境養生的科學性。科學研究顯示，環境養生是透過調整我們身處的環境能量場，來改變周圍的氣場，使之向有利於人們身心生活的方向轉化。創作本書過程中，有不少朋友問過我：「環境真能養生？我們家鄉有一個風俗習慣，為逝去的人選擇墓地時要看風水，這科學嗎？」這當然是無稽之談。環境養生，不是迷信風水，更不適用逝者。我們科學地選擇適合自己的環境氣場，與環境和諧共處才是科學的。

從科學角度來講，環境養生有三大理念。如下表：

環境養生的三大理念

天人合一	我們生存於天地之間，應遵循天時地利人和的規律。
陰陽平衡	陰陽平衡是指人與天地的陰陽平衡，陰陽平衡才能健康一生。
良性氣場	養生不僅要養好身體內部，更要使之與外部環境協調統一。內外結合、陰陽平衡才是天人合一的最高境界。

適合人體生存的健康外部環境應具備以下條件：

健康的外部環境應滿足兩方面

物質生活條件	新鮮的空氣，充足的陽光、水源，綠色的植被，幽靜美麗的景色等等。
特殊心理需要	基本生存、基本需求，不同民族、風俗的需求等等。

「天人合一」不僅是《易經》哲學思想體系中的一個重要概念，也是重要的養生思想，尤其在今天這個生態環境慘遭破壞，身體內部環境與外部環境愈加不協調的嚴峻事實面前，我們有必要學學古人環境養生中「天人合一」的養生思想，以適應天時、地利、人和的變化，並合理地駕馭環境，利用環境以助自己和家人健康長壽、財運亨通。

■《易經》的環境養生：「天人合一」

「天人合一」是《易經》哲學思想體系中最重要的一個觀點，也是中國上下五千年文化中的一個重要概念。《易經》的最高理想就是實現「天人合一」的境界，可以說，這是一種宇宙思維模式。《易經》用乾、坤二卦代表天、地，而天、地是代表自然界的，可見人與自然是不可分割的一體。《易經》提倡人要尊重自然界中的一切，與自然和諧相處，對自然資源要取之有節、用之有度，以實現人與自然的和諧發展。這也是我們現代環境養生的主導思想。

在《易經》中，有這樣一句話：「一陰一陽之謂道。繼之者善也，成之者性也。」大意是：宇宙觀之間一切事物的變化，實際上都是因為其相互對應的作用，即陰陽之間的作用。因此，陰陽的變化規律，可以看作「道」。而如果能夠繼承「道」的人，就會表現出善意和美好的一面，如果能在行動中成就「道」的表現，就會獲得本性的完全釋放。

正因為有了《易經》理論，古時候的人們才意識到，人體疾病的發生和痊癒，並非是牛鬼蛇神作怪的結果，而是應當更加認真研究和關注「易經」即自然界普遍運動的規律，從而自覺遵守和適應這樣的規律，並做到強身健體、預防疾病。中國古代不少醫學家，實際上都能做到對天文、地理和人事進行觀察。因此，他們對整個自然規律具有豐富的經驗儲備和能力運用，甚至能做到在規律的指導下，準確預判病人的生死。

走進《易經》的天道哲學

實際上，人體內部的小宇宙，也同這樣的大宇宙有著相同的天道。具體來說，自然界的變化注定會引起人自身的變化。如果人沒有注意到這些變化背後的規律，超過了人體正常承受的能力，就會導致生病而遭到「懲罰」。例如：四季的變化會帶給人體必然的影響。春夏秋冬的四季變化，在大自然中有著顯而易見的規律。溫暖的春天、炎熱的夏天、涼

爽的秋天和寒冷的冬天，以及多風的春季、溼熱的夏季、乾燥的秋季和陰冷的冬季，都展現出「易經」的規律性。這樣的天道，以其自然節律的整體變化，影響著其中所有的生命。

在春夏季節，人體的皮膚鬆弛、血管舒張，因此，體內的氣血和津液，大都趨於浸潤向體表，正因為如此，人們在這兩個季節出汗較多和小便較少。到了秋冬季節，情況變化了，人體的皮膚變得緻密起來，血管更多收縮，這樣，氣血和津液就更多趨於體內，人們便開始出汗較少而小便較多。但是，這樣的氣候規律只是整體上的，並不代表季節特點不會因為其他規律影響而臨時改變。比如，有時候春季應該溫暖，但卻反而寒涼，這樣，人體內部的「天道」就受到了影響，因此就可能受到感冒風寒的侵襲。

即使外界的環境沒有變化，人自身沒有做到對「天道」的尊重，也會讓他們的身體健康受到威脅。比如，夏天炎熱，如果人們不注意休息、不注意防暑降溫，那麼，就可能因此而造成中暑情況發生。類似的情況還有春季的麻疹、流行病，夏季的腸道疾病、秋季的瘧疾和冬季的感冒咳嗽等等。

其次，日夜週期的規律性變化對人自身也有很大影響。正因為如此，人對自我生活工作日程的安排應該更加科學、

更加尊重生理節律和每天日夜的變化。那些遵守日程規律的人，遵循應有的作息規律，無疑是尊重了易經，因此能夠獲得身體的健康長遠，而總是在違反日程節律的人，因為無視天道，因此即使擁有物質財富和事業成就，也必然會被天道所懲罰。

另外，易經規律對人的作用，還表現在地理情況的變化上，比如，南方人剛剛來到北方，或者北方人初到南方，大都會感到身體多少有些不適，甚至有些情況嚴重的還會生病。這種現象即是人們常說的水土不服。其實，這是因為自然環境的影響下，人們已經習慣了原有的地理環境，在生理、氣血、消化、代謝等方面已經具有了一定模式，驟然加以改變而又不注意休息預防，則很可能會受到「天道」的懲罰。

西方醫學已經從許多角度驗證了易經對中醫影響的科學性，這種理論，是確實可以被現代實驗室研究而明確證明的。例如，近年來，有人發現，人體的內在生命活動，確實在跟隨著一天內晝夜變化、一年內四季的變化，而呈現出週期性的改變。比如，人的體溫會有著二十四小時的節律性上升和下降，心率、血壓、血糖、呼吸和分泌、基礎性的代謝等等，也都同樣如此。又如，人體中肝臟擔負著對身體內解毒的功能，這種功能展現在膽汁的分泌上。一般來說，這樣

的分泌週期展現為夏季功能較低而冬季功能較高。

綜合這些情況，在西醫專科門研究人體生物週期活動規律的前沿學科便由此產生，這種學科被稱為「生理時鐘學」。這門學科的研究發現，中國醫學因為受到《易經》的影響，關於四季的規律、晝夜的規律對人體的影響，這種說法是基於現實科學性的。不僅如此，近年來，科學家們還發現，太陽黑子的週期性活動、月球週期性活動和人體內的血液情況、血壓情況以及流行病、傳染病和心血管疾病的出現都有相當的關係。由此，專門對天體執行規律進行觀察並發現其對人體影響的學科也就應運而生了。

我們不僅要尊重《易經》，還應該能夠和自然相互感應，相互溝通，從而做到更好地適應自然界的規律，從而達到保全自身利益的目的。這一點並不僅僅表現在對自身身體健康的態度上，也可以推廣到一個人的工作、行為、思想等方面，更可以推廣到一個組織的執行過程是否能夠順應客觀規律，是否能夠成就大業。

在天和人的關係上，人是不可能跳出天地自然的制約的，只有學會真正順應自然規律，才能做到平安和吉祥。

《易經》中的「天人合一」

「天人合一」，是指人和大自然相互融為一體的境界。當人們做到了「天人合一」的時候，也就是能接近到達只

有「天」的忘我境界。這樣，人們就能丟掉自己原有的那些缺點和不適，完全順應整個規律——無論這些規律是社會規律、科學規律還是市場規律，當人們能夠完全進入其中，同這些領域相互融合，就會成為規律的代言人，並進而獲得許多在他人看來猶如天賜的良好機遇。

其實，除了做到尊重天道保持對健康的注意之外，我們還需要關注以下方面的自然規律，實現「天人合一」。

1. 從心態上

天人合一，意思是天和人原本就是相通的，人來自於自然，也必將回歸自然。因此，天和人之間並不是對立的矛盾，而是息息相通的整體。

在《周易‧乾卦‧文言》中說道：「大人者，與天地合其德。」意思就是，有成就的人，都能夠和天地的品德相融合。實際上，一個人如果有真正的成就，必然也要有著對天地深刻的認識，從而把握住自身道德的培養、行為方式的影響，這樣才能做到和天地合德。

比如，〈文言〉中還認為，宇宙中天體不斷地旋轉，表現出自強不息的品德，君子也應該能夠擁有這種品德，所謂「天行健，君子以自強不息」就是這樣的思想。

今天的人們具有比古人更多的科學知識，擁有更大的資訊量，但也正因為如此，讓今人往往無法像古人那樣，可以

在僅有的資訊量下保持思維的直接和敏銳，直接看到事物原理的本質。因此，今人往往由於面對干擾太多，無法讀懂自然界的規律，也就很難在行為上做到對天道的尊重。

想要破解這樣的困局，今人應該在心態上首先要放低自己，學會正視人類包括自我在浩瀚宇宙中的地位，而不是盲目地認為今天的科學技術已經足夠強大，能夠做到對自然的征服和挑戰 —— 正是這樣的驕傲和自大，才一次次地製造了歷史上的種種悲劇，從個人到集體，都讓人類付出了慘重的代價。其次，還要從內心對自然產生良好的歸屬感和親近感。有人說，今天的人們更像生存在水泥鋼筋建築物中的囚徒，這種說法從某種意義上來看並不為過。由於過分集中於城市中快節奏、高壓力的生活，人們很容易忽視與自然的溝通交流，無法從對自然現象的觀察和領略中調整心態、改變自我觀點。

所以，無論對於人總體狀態的調節而言，還是對心靈認識的提升而言，接近自然、認識自然，幫助自我認識到「天人合一」的思想重要性，都是相當重要的。

2. 從行動上

僅僅在心態上認同天人合一的重要性遠遠不夠，我們還需要從實際行為中表現出對天道的順從。

「道」這個字，具有相當豐富的內涵。它本身是一個會

意字，最初的原意是將手放在頭前、指向道路以便引導前行。因此，天道，也可以理解成為自然規律對我們做出的方向引導。

人們在工作中，無論是面對市場需要，還是上級指示，又或者是遵從家庭成員的請求，滿足了親戚朋友的願望，都等於接受了別人的引導。

但是，很多情況下，明顯相同能力的兩個人，接受了來自一種性質的引導，卻取得了不一樣的效果。

例如，有的人聽從客戶要求完成工作，獲得了良好的業績和收益，有的人同樣聽從客戶要求，最後卻發現陷入了對企業對自己工作都不利的局面中。實際上，這並沒有什麼奇怪，因為在表面上不同人做出的引導背後，還有自然和社會規律即「天道」的作用。

正因為天道的作用如此重大，因此，我們更需要尊重並順從天道，保持對自然規律和社會規律本質的看重，才能讓我們有難以顛覆的處事原則。

許多人應該都還記得自己在初中學過的「庖丁解牛」故事，當我們形容工作熟練輕而易舉的時候，常常會用其中「遊刃有餘」的詞語來加以形容。實際上，庖丁解牛的技術並非僅僅在其動作上，而是在於其遵守的原則上 —— 遵循牛本身的規律進行解剖式的工作，才能保持自身不受到傷害。

■《黃帝內經》的環境養生：「陰陽平衡」

所謂陰陽平衡，就是陰陽雙方的消長轉化始終保持協調一致，身體既不過分偏盛也不偏衰。其實質是陽氣與陰氣的平衡，要想做到這一點，我們就要透過一定的方法來協調陰陽。

對於人體而言，頭屬陽，腳屬陰，體表屬陽，內臟屬陰，六腑屬陽，五臟屬陰，氣屬陽，血屬陰。如果我們能夠保持人體陰陽平衡，就會五臟安康，精力充沛，氣血充足，看上去才會精神、氣色俱佳。

《黃帝內經‧靈樞‧本神》中說道：「故智者之養生也，必順四時而適寒暑，和喜怒而安居處，節陰陽而調剛柔，如是則僻邪不至，長生久視。」這句話是對環境養生需注重陰陽平衡最佳的詮釋。所以環境養生必須遵從環境的自然變化，無論是日常養生、擇居、還是裝飾環境等都要與環境「陰陽平衡」。

《易經》中最高深的陰陽哲理莫過於「二陰陽平分天下」。美麗的太極圖由「陰魚」及「陽魚」所組成，如下圖。

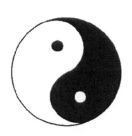

太極圖是陰陽運動的象徵，濃縮了陰陽哲理。世間萬事萬物都是陰和陽的運動。陰和陽互相轉化，互相制約 —— 陰極則陽，陽極則陰，陰中有陽，陽中有陰。因此，達到陰陽平衡，是環境養生的最高境界。

為什麼要維持陰陽平衡？

不管外界環境、條件如何變幻，陰陽平衡、對立的事實是始終存在的。只不過，具體的陰陽屬性，會根據事物的不同而有變幻而已。但是，「陰陽」的相互依存和變化卻是客觀存在的事實。

很多現代人在養生過程中很注重外補，卻忽視了內調。其實，陰陽平衡是真正的「健康聖品」，勝過任何高級名貴的奢侈化妝品。

但凡陰陽平衡的人，一定是精力充沛，氣血充足，五臟安康的。這種人由內而外都散發著一種健康的美麗與活力，生命力也極強。因為他的陽氣和陰氣平衡，其身體應變能力就強，對不良的情況適應能力就好，心理承受力高，機體能量足，整個身體處於最佳狀態，心情愉快精神好，並且，耐受力強，抵抗一般疾病的能力強。所以，《黃帝內經·素問·調經論》一書中說：「陰陽勻平，以充其形，九候若一，命曰平人。」也就是說陰陽平衡的人，才有活力，健康，不易生病。

　　相反，如果陰和陽的對立制約和互利互惠關係被打破，陰陽雙方的消長與轉化運動超過了正常的限度，陰陽的平衡就會遭破壞，體質出現偏盛偏衰或皆盛皆衰的不平衡狀態。陰陽失去平衡，在自然環境得標誌著氣候、天象變化的異常，而在人體環境得標誌著生命活動的失常，這時身體很容易就進入疾病狀態。因此，養生的所有方法，都不外乎是為了維持或恢復身體陰陽平衡。《素問・至真要大論》中說：「謹察陰陽所在而調之，以平為期。」意思是，保證陰陽平衡，是維持人的健康之本。其實，宇宙中的一切事物和現象，內在機制都是陰陽雙方的互藏互富、對立相摩 —— 即保持陰陽平衡的。陰陽平衡則人有精神、健康；陰陽失衡人就會患病、早衰，甚則死亡。我們應將陰陽平衡作為養生的宗旨，維繫了陰陽平衡，人的整個生命活動才會就更加有條不紊。

　　值得一提的是，陰陽平衡不是靜止的、絕對的，而是相對的、動態的。因此，這種平衡的狀態需要我們時時呵護，稍有不慎，就容易導致陰陽失衡而危害身體健康。所以維護陰陽平衡不只是天地之間的道理，也是日常養生的重點。

■ 風水中蘊藏的養生智慧：「藏風聚氣」

　　「藏風聚氣」是風水學中的「天機」。需要說明的是，風水並非迷信。古人留給我們後人太多東西，其中很多只有

結論，而無原因。以至於現代人將很多無法理解的東西認為是迷信。與其說是迷信，不如用積極的態度去研究，問個究竟。正如大自然包括的東西太多了，物與物之間始終是相互作用的，只不過相互之間的作用力有大有小。但我們不能將那些「自然之謎」單純地理解為牛鬼蛇神在作怪。在大自然面前，人類只不過是其中一種渺小的生物而已。如今我們能控制自己的思想、行為，但卻控制不了環境對人體的影響。「氣」亦是環境的一部分，我們不應將「氣」視為迷信，而應站在科學的角度去粗取精，利用「氣」來養生。

現代科學表明，在我們人體周圍存在著一種肉眼難以發現的「氣場」，這種「氣」由人體自身產生的能量流動而成，交織成維持生命所必須的「元氣」。這種「氣」喜聚不能散，環繞在我們周圍，猶如為身體穿了一層「盔甲」。如果這種「氣」散得所剩無幾，人體就容易受外部環境中不良因素的侵擾而導致疾病。古語有雲：「宅小人多氣旺」，這正與人體氣場在外部環境中的聚散的觀點不謀而合。

雖然本書主要講環境養生，但是環境中的「風」、「水」、「氣」，也是環境養生的重點。因此本書會有重點地提及相關內容。

風水，顧名思義，由風和水組成。兩者都是自然界中非常重要的物質，對調節氣候、淨化環境具有重要作用。也是我們人類擇環境而棲居的基本原則。

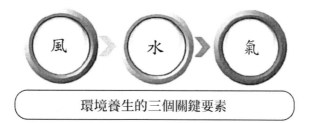

環境養生的三個關鍵要素

環境養生中的「風」

其實風就是氣，氣流動了就是風。對我們周圍環境有利的氣必須是生氣，是和氣，不能是死氣。通常山環水抱的環境可以藏風聚氣。如果是一空曠地，風則無法藏，氣則無法聚。

自古以來，江南水鄉都被視作最有靈氣，最適合居住的地方。因為有好山好水，自然就有好的人，所謂人傑地靈的說法便來源於此。另外，還有一些標準需要參考。例如，一條河，在河的內環境建房是最好的，這是因為氣流遇到河，見河則氣退，這樣的氣是最好的，它帶回來的是河裡的負氧離子，有益於人體的健康。

環境養生中的「水」

古人認為「吉地不可無水」，因此尋龍擇地通常先須觀水勢，至於標準主要是以水的源流和形態為依據的。由現代地理學知識可知：由於地形、地質的限定，加上地球自轉會引起偏向力，水流就會形成彎曲的狀態，彎曲處便會形成河曲。水力具有慣性，在這一作用下，水流會不斷衝擊河曲的

凹岸，這樣一來凹岸就會掏蝕坍岸，相對應的凸岸水流則緩慢。在長此以往的沖刷過程中，泥沙不斷淤積和成陸，這樣的環境既鮮有洪澇之災，又適合擴張，建立住宅。加之水流曲曲如活，讓人有良好的視覺享受。因此，這樣的「水」對人體是最有利的。

隨著時代的發展，工業逐步發展，人口激增，同時也產生了大量工業和生活廢棄物，加上農藥和化肥廣泛應用，眾多的水源飽受汙染。我們若飲用或接觸大量受汙染的水，就會對身體造成危害。因此，環境養生，也要注意選擇良好的水源、水質。至少要飲用符合國家生活用水標準的水。

環境養生中的「氣」

很多朋友問我：「哲學中的『氣』與風水學中的『氣』是一回事嗎？」在我看來，即有區別，也有相通之處。哲學中的「氣」是把它作為主觀之外的物質，本有利於得到對世界的客觀認識，可是又把「氣」作為一種精神的符號來使用。這種「天人合一」的觀念，長期成為社會的主流觀念，自然也就成了一種精神與物質結合為一體的神祕之氣。而風水中的「氣」多是以哲學之「氣」為基礎，逐漸引申出來的，只是許多現代人不明白，究竟風水在講些什麼。因此在本書中，我則從環境養生的角度去講我們大自然（環境）中的「氣」與健康管理的問題。

　　在古代，其實氣是一個很抽象的概念。古人普遍認為，氣無處不存在，構成萬物，不斷運動變化。有生氣的地方萬物茂盛。而在現代的環境養生，氣還要考慮到空氣汙染的問題。要知道，在正常的情況下，大氣是清潔的。然而，隨著人類活動的增加和工業的發展，大氣中汙染物的數量越來越多。導致空氣成分有所變化，以至於對我們身邊的環境產生了不良影響。這就要求我們在選擇居室環境時，不得不考慮「氣」的問題。這方面內容我將在第四部分重點講解。懂一點風水知識不是要你迷信，而是參透其中的養生之道，利用環境來為自己提升健康、幸運指數！

第八章
正氣存內，邪不可干

> 　　無論中醫或西醫採取多高明的治療方式，有多先進的治療儀器，都會在我們人體治癒後留下一定的邪毒垃圾，對人體產生副作用。中國古代著名的醫學家張仲景提出了治病八法「汗吐下和，溫清消補」，大多數疾病之所以能夠徹底治癒，是多種方法、多個步驟共同配合的結果，最終調和人體內「正氣」與外界「邪氣」。

■ 氣能生人，天人相應

　　在天空蔚藍的天幕下，鱗次櫛比的高樓接連聳立，它們在氤氳的霧氣中顯得尚大而神祕，整個世界氛氣一片。每當站在摩登大樓頂層，眺望那迤邐多姿的美景時，看著空氣中流動著的「氣」，我就會慢慢陷入沉思。《易經》中說：「天地氤氳，萬物化淳。」意思是人世間的萬物都是在氤氳之氣中化生而來！《易經》認為，氣是構成世間萬物包括人體的本源物質，養氣即是養生。環境養生的本質就是選擇適合人體氣場的環

境。我們只有順應「氣」，打造利於人體健康的正能量氣場，確保「正氣存內，邪不可幹」，才能達到養生的目的。

環境養生中的「氣「是指宇宙間的能量。《易經》中講的「氣」，並非是我們用鼻子吸進來的空氣。自然界中的光、熱、電、磁等都是同一種能量的不同顯現，即氣的不同顯現。雖然表面現象萬殊，而來源始終為一。

《黃帝內經‧素問‧生氣通天論》第三篇中說道：「天地之間，六合之內，其氣九州、九竅、五藏、十二節，皆通乎天氣。」這其實是在說天地之間，無論是世上的萬物，還是人的九竅、五臟、十二經脈，四方上下之內，都與天地自然之氣息息相通。陰陽之道，化生出木、火、土、金、水五行，具體展現為天、地、人三氣。我們如果常常違背這些，就會被邪氣所傷，自然達不到養生的目的。

理解了這一點，氣能生萬物就不難理解了。於自然界中，氣如同人與環境的橋梁，於人體中，氣如同身與心之間的橋梁。另外，人體正氣還與人的五臟有關，五臟堅強，血氣充實，衛外固密，外邪無從侵入，疾病則不發生，健康則有保證。猶如《黃帝內經‧素問‧刺法論》中所說的：「正氣存內，邪不可干。」《黃帝內經‧素問‧評熱病論》中也說道：「邪之所湊，其氣必虛。」我們只有適應環境的變化才能養生養氣，具體怎麼做？請看下表：

如何適應身邊的環境？

與自然界的氣候環境和諧相處	順應春夏秋冬的變化，與所處的節氣和諧相處，始終保持融入自然的狀態。
與自然界的地理環境和諧相處	關於四方之氣，北方寒氣、南方熱氣、東方溫氣、西方涼氣，注意根據地理位置的特殊氣候，好好養生，維護身體之氣，以安養身。
與人文環境和諧相處	尊重當地的人文、風氣，至少要考慮當地的治安環境，人文風俗等等。只要堅持與環境和諧相處，就能平和本身之氣，有益身心健康。
與身體環境和諧相處	及時調理身體失衡之處，使人體在變化的時空中處於平衡狀態。並且要注重保持健康的心理，以防情緒被動影響氣機，繼而導致身心失衡不利健康。

　　由上表可知，人體健康就是有由氣「生之」而成的。我們必須注重自然之氣與人之氣的和諧，善於順從外環境，或者利用外界環境因素來養生、增強體質。

　　天是一個大宇宙，人是一個小宇宙。氤氳之氣就是宇宙之氣。我們靠呼吸空氣維持生命。空氣無間無隙地緊緊環抱在我們的周圍，任何細小的空間都被它充滿，正如孟子所說：「氣者，體之充也」。它既看不見又摸不到，而我們又時時刻刻感覺到它的存在，因為人們時刻都需要呼吸，斷了氣就意味著死亡，氣似乎界於存在與虛無之間，總給予人神祕莫測的感覺。所以我們要爭一口氣，這裡的「爭」不是「競爭」的「爭」，而是獲取的、控制的意思。

如何才能獲取「正氣」，努力養護好人體之氣？

如何獲取「正氣」，保護人體之氣？

避免各種干擾因素	包括七情六欲、環境的物理、化學汙染等等傷害氣。這些因素，透過眼、耳、鼻、舌、身、意大量耗損於不良事情上，如此關不保，精氣外漏，何來保氣？另外還要注重開源節流，把環境中和周遭社會環境中的不良因素剔除。即使不能剔除，也要盡量避免，並且嚴控五官，心不外馳，心安理得，精氣穩定 —— 這便是最好的養氣之法，也是健康長壽之前行功夫。尤其在今天，我們更應該謹慎洞察周圍的環境和自身的問題。
適時調氣	人不吃飯，就會氣不足，所以人要好好吃飯，以增加水穀精微之氣給予我們身體增加能量。 另外，調氣是治療形神疾病的關鍵。歷代醫家有許多調氣之法，如運用針灸、推拿、中藥或導引等方式，無論是運用補或瀉等方法，都是為了調節氣，恢復臟腑功能。
作息規律	《黃帝內經‧素問‧上古天真論》說道：「氣能法於陰陽，和於術數……起居有常，不妄作勞，故能形與神俱。」就是說，日常生活注重作息規律，注重勞逸結合，人體的精氣神就能俱佳。所以，最簡單的養氣之法就是來源自生活，生活要素做好了，就能陰陽調和，氣血平衡，這就是養氣的最佳方法。
順應自然	環境養生注重天人合一，講求順應自然的規律，《黃帝內經‧素問‧四氣調神大論》中說明了順應四時之氣以養氣的重要性：「唯聖人從之，故身無奇病，萬物不失，生氣不竭。」因此順應四季以養生，就是調和身體之氣的最佳方法。

■ 養氣以固本

人體對於身邊的環境變化，尤其是氣候異常極為敏感。例如，在氣溫多變的天氣裡，容易引發流感、咳嗽、頭痛等。儘管是小病，卻也是折騰了身體、動了氣。生病會導致氣虛，而氣虛就會導致體能無法一氣呵成。

很多時候我們講養生，首先就要從養氣開始養。中醫理論認為人的形體是由氣構成的，無論是表露在外面的毛髮、五官和皮膚，還是隱藏在身體內部的五臟六腑、骨骼肌肉，都是由「氣」構成。「氣聚則形成，氣散則形亡」，氣主宰著生命。養氣防病，固本培元才有好身體。

中醫理論認為，人體中氣的生成主要有三個方面：

- ☯ 先天之「氣」，源於父母，藏之於腎；
- ☯ 後天水穀之「氣」，源於水穀，經脾胃運化生成；
- ☯ 自然之「氣」，經過肺部吸入自然界的清新空氣。

而從「氣」生成的來源、分布和作用來區分，主要有以下幾類：

1. 元氣

元氣（也叫原氣、真氣、真元之氣）

來源	屬於人體的先天之氣，源於父母，稟受於天，為先天之精所化生。遺藏於腎。它必須依賴後天的氣不斷滋養才可發揮作用。
分布	由經脈透過三焦分布全身。
作用	激發、推動五臟六腑的活動，維持人體健康。它是人體生化的源泉，更是生命活動的原動力。

2. 宗氣

宗氣

來源	肺部吸入的「自然之氣」及脾胃吸收的「水穀之氣」，是內外之氣的綜合體，也是全身氣流運動的出發點。
分布	積於胸中，出於喉嚨，以貫心脈。
作用	凡是語言聲音、呼吸的強弱都與宗氣盛衰有關。兩聲低微、呼吸微弱，則「宗氣不足」。

3. 衛氣

衛氣

來源	由水穀之精的「悍氣」所化生。衛氣屬陽，也叫「衛陽」。若衛氣不足，則肌表不固，易於被邪氣乘虛而入。
分布	行於脈外，外而皮毛肌肉，內而五臟六腑，遍布全身。
作用	溫煦五臟六腑、溫養肌肉、潤澤皮膚、滋養腠理、開合汗孔，調節體溫等。

4. 營氣

營氣

來源	由水穀精緻所化成的「精氣」，是血液的組成部分。
分布	行於血脈之中。
作用	化生血液、營養周身。全身下各部分，五臟六腑，四肢百骸，都以此為營養。

經絡暢通，氣血才足

　　知道氣的分類，還要知道氣的流通。我們身體的能量在人體內的表現形式是氣，氣流通經絡；經絡暢通了，氣血才會足。

　　人體有12條經絡，每條經絡開放的時間是2小時。其實，經絡開放的時間段既是人體新陳代謝最旺的時間段，也是吸收能量最佳時間段。如果我們能在這個「最佳時間段」裡適度地做一些理療，養氣的效果最好，尤其是以下病患群體。

高血壓患者

高血壓病因	肝腎陰虛、肝陽上亢
做理療的時段	在肝經（1-3點）和腎經（17-19點）開放的時段
注意事項	肝經做理療不太方便，可分兩大類來操作：體型偏肥胖者，脾經（9-11點）高溫排毒和腎經（17-19點）低溫補陽兩次理療。體型偏瘦者：心經（11-13點）高溫排毒和腎經（17-19點）低溫補陽兩次理療。

糖尿病患者

糖尿病病因	陰虛燥熱，與肝腎陰虛、脾腎陰虛有關。
做理療的時段	在肝經（1-3點）、腎經（17-19點）、脾經（9-11點）、三焦（21-23點）經四條經絡開放的時段。
注意事項	每天做到一到兩個經絡時間的理療即可。

心腦血管疾病患者

心腦血管病病因	血流緩慢，血液黏稠
做理療的時段	在心經（11-13點）和心包經（19-21點）開放的時段。
注意事項	每天做一到兩個經絡時間的理療即可。

關節疾病患者

關節病病因	骨損傷、關節過量活動、關節外傷等
做理療的時段	在胃經（7-9點）、肝經（1-3點）、腎經（17-19點）、膀胱經（15-17點）四條經絡開放的時段。
注意事項	每天做一到兩個經絡時間的理療即可。

生殖和泌尿系統病患者

生殖和泌尿系統病病因	生活環境、生活習慣、細菌感染等。
做理療的時段	在腎經（17-19點）、肝經（1-3點）、膀胱經（15-17點）三條經絡開放的時間段。
注意事項	每天做一到兩個經絡時間的理療即可。

　　以上方案僅供參考，之所以你此前的方法不奏效，通常是因為你沒有針對自己的身體狀況，選擇適合的時間段來做理療。

理療，簡單來說是利用人工或自然界物理因素作用於人體，使之產生有利的反應，達到預防和治療疾病目的的方法，是現代醫學中康復治療的常用方式之一。當然，除了理療，養生保健的方式還有很多。單就養氣固本而言，最好的方式就是透過汗蒸理療來生化納氣，吸收能量！

■ 選擇正確的氣場，以獲得助益

人體氣場是環境養生中的一個重要概念。正所謂「正氣存內，邪不可干」。人體本身就是一個由氣組成的能量場，是一個具有耗散結構的超級能量系統。我們的人體透過遍布全身的通道將全身連接成一個有機的整體，而人體氣場就處於這種統帥全域性最重要的位置上，內通五臟六腑，外通皮膚毛孔。簡而言之，氣是一種類似於電磁場，但內涵更為廣泛的無形的能量場。

由於氣場是無形的，解剖時無法發現。故長期以來，被西醫學所忽略。但在中國，自古以來，《易經》及《黃帝內經》等古書典籍中就對「氣」有諸多介紹。如果我們能使人體氣場向著良性的方向發展，就能達到強身健體，返老還童的作用。古人說：「長生者，氣也。」縱觀從先秦到明清的養生術，也可以一言以蔽之：氣也！

不過，人體的氣場有身體內部環境氣場，也有外部環境

氣場。上一節提到的養氣固本屬內環境氣場，本節我們來談談人體外部環境氣場。早在很久以前，古人對環境中的氣場就有研究，例如，淮南子曾說：「土地各以類生人，是故山氣多勇，澤氣多瘡，風氣多聾，林氣多髻，木氣多傴，石氣多力，險阻氣多壽，谷氣多痺，丘氣多狂，廟氣多仁⋯⋯」。這說明了不同的環境氣場會造就不同個性、健康與否的人。

《易經》認為「氣是生發萬事萬物的根基，有氣的地方才有希望，有希望的地方就是吉地。」所以，環境養生，就是要尋找那個能夠聚集或生發氣的地方。因此，環境養生就要關注環境中對人有利的氣場。

有利的氣場和不利的氣場你知幾分？

環境中的萬事萬物均含有陽陰的對應、五行的平衡，七星八卦九言的布局等等。而外部環境氣場對我們的影響大可到國家，小可以到小小的居室房間。從主觀來看，我們很難察覺環境氣場對身體的影響。不妨仔細回想一下，你是否有過這樣的經歷：新買了一盆花搬回家，在花店時，花朵明明開得嬌豔欲滴，長得很茂盛，可是買到家卻葉子變黃了，花變蔫了，甚至整株枯死了。再或者，你買了一盆金魚、花草或養了一隻寵物，放在房間的不同位置，亦會出現不同程度的旺、衰、榮、枯、死的現象。相對於金魚、花草和小動物來說，自然是人的生命力更旺盛。儘管短期內，我們難以察

覺出這些環境氣場對人體的影響。但長此以往，我們的身體處於環境氣場之中，並接納天場、感應地場等的能量，人體之氣和天地宇宙之氣相互作用、交流，就會互補互助、天地人合一。所以，如果人體一旦受到環境中諸多氣場不利影響，就會傷殘壽夭、以損自身。反之，如果我們所處的氣場絕佳，則可以逢凶化吉，順從自然之氣，人財兩旺。《黃帝內經》中說：「地善、苗旺盛，宅吉、人興隆」。若想保證身邊環境的氣場良好，就要遵循環境養生學之理來選擇環境，這樣才能為健康、好運帶來助益。

有利氣場對人體的益處		不利氣場對人體的壞處	
描述	接天地之靈氣、精氣	描述	接受大地之凶煞惡氣
作用	助自身吉慶安康	作用	健康受損，運程受連累

　　總之，環境不只是人類繁衍的地方，更是休養生息的地方。我們應以科學辯證的觀點，仔細觀察，用心體會，才能趨利避害，選擇並打造對人體身心健康有利的好氣場環境！

■ 打造適合養生的「風水寶地」

　　打造適合養生的「風水之地」，說簡單也簡單，說複雜也複雜。一言蔽之，就是在我們居住的環境中，考慮更多的影響環境的因素和效應。如陽光、空氣、水質、土壤、食

物、色彩、震動、聲響、射線等各種天文、地理、物理、化學和生物等等。擇優袪弊，去偽存真，創造利於人體身心健康的環境。

眾所周知，古人在建立都城時，通常會根據自然山川、河流、環境氣場的氣脈走向等等，對環境氣場的好壞作出判斷，擇優選擇一個大的區域環境。另外，在選擇小環境時，如生活定居時，也會觀察自然中的「氣」。除了檢視河流走向、山形地貌外，更看重周圍的地貌，甚至水文資源，氣候因素，土壤結構，人文世俗等等。古人認為，在人與天、地、自然環境的關係中，只要按照氣的運動變化規律，按照自然的順序，求得與天、地和自然萬物和諧，就會獲得平安和快樂。這也是我們打造適合養生的「風水之地」的重點要求。這些在今天，大部分的東西依然適用於我們借鑑、選擇有利的環境。

如何打造適合養生的「風水寶地」？

需「天、地、人合一」

我們人類生活在宇宙之中，天地是個大宇宙，人身是個小宇宙。天地分為陰陽，人體亦分陰陽，體內為陰，體表為陽。天地有五行，人體亦有五官、五臟。這一切都暗示，我們人體是與宇宙相合的 —— 我們與天地萬物合一、共生。我們的祖先之所以有山環水抱藏風聚氣之選擇，是因為山環水抱蘊藏著

天地間生氣的美景佳穴，為人類的生長、繁衍、健康長壽而服務。可以最大程度地促使天體宇宙氣場，地理環境氣場，人體生命氣場有機的合諧相處，達到天、地、人合一。

要有充足的陽光、清新的空氣

清新的空氣、陽光是氣場好壞的重要因素，空氣聚於天地宇宙之間，貫通於有形有質之物的內外，無形之氣在天成象、在地成形，透過天象地形而求得生氣，這顯示出了空氣的重要性。而充足的陽光，能殺菌消毒，還可以使萬物欣欣向榮，並且還能進人體微量元素的合成……所以擁有清新的空氣，充足的陽光是打造好氣場的要素。參考標準是，遠離城市，在山林，海邊，草原或其他汙染極少的環境中，可以尋得比較優秀的空氣品質環境。而陽光的照射，則能夠隨著太陽東升西落，每天能保證享受一定的陽光，或者能保證居住環境坐北朝南，能受到陽光的照射則最好。

注意身邊的水環境在氣場中的作用

關於水對人的影響，最詳細也是最早的記載是在《呂氏春秋》中，書中指出，水質輕會導致禿髮與咽疾失音，水質重會導致腳腫與瘸腿，水質苦會導致脊椎病，而水質甘則會培育出俊男美女。對此，現代醫學也有一些論症，例如，地方性甲狀腺腫大是因為當地的水質缺碘所致，一些地方的人

癌症多發，跟當地的水質汙染有關。因此，在打造適合養生的環境氣場時，有必要考慮飲用水的水質問題。

選擇藏聚有利之風與有利之氣的環境

　　簡單來說，就是陽光要充足，空氣要流通，溫溼度要適宜，且所藏的風和所聚的氣乾淨清新。如果居住的環境風勢強勁，那麼即使有旺氣凝聚，也會被疾風吹散；另外，如果風勢過於緩慢，空氣就不會很流通，也無法讓好的氣場進人。最理想的就是有柔和的清風徐徐吹來，清風宜人才是符合好氣場的條件。另外，還要注意來自室外的空氣汙染，避免馬路邊，或周圍有化工廠等等化學汙染的環境。

　　有朋友問我，在選擇環境時，是否還應考慮現代家庭裝修的汙染問題。答案是肯定的。尤其在今天，隨著現代文明、科學技術的不斷進步，人們對裝修的需求逐步從美觀轉變為實用、養生、聚氣等。打造好氣場的環境要求，必將在人們的生活中越來越被重視。但是，現在裝修所用的油漆、板材大多會散發出許多有害的化學物質，如甲醛、苯酚等。這些有害物質在我們的生活空間裡瀰漫、擴散，這時室內就會被大量細菌、病毒等病原體覆蓋。因此，我們在選擇環境時，有必要注意不同的事物可能會對氣場產生的影響，第一時間趨利避害，確保周圍的氣場能為我們帶來健康和好運氣。

第九章

平衡陰陽，調和盛衰

> 陰陽兩者是相互對立的，同時也是相互依存的。兩者相互離開之後都不會存在。陰陽還會不斷地轉化、消長，能夠相互變化和依存。陽中也存在著陰的力量，陰中也存在著陽的力量。正因如此，四季才能不斷在陰陽消長的推動力量下循環，我們的身體才會在陰陽平衡的作用下糾正盛衰，保持健康體魄！

■ 環境養生之本為陰陽平衡

環境的陰陽變化，與天地之間的環境陰陽達到平衡狀態，人才能活得更健康、幸福。環境養生的理論基礎也是──陰陽平衡。《黃帝內經·靈樞·本神》中說道：「故智者之養生也，必順四時而適寒暑，和喜怒而安居處，節陰陽而調剛柔，如是則僻邪不至，長生久視。」這句話是對我們環境養生應注重平衡陰陽最佳的詮釋。

　　《老子》一書中第二十五章講道：「人法地，地法天，天法道，道法自然。」可見人應效法天地之道，按照天地間本然的狀態來生存。

　　環境養生注重平衡，就是人必須要努力去適應自己賴以生存的自然環境。或是透過改善身邊的環境以更好地生存，只有人與環境和諧共處，才是「天人合一」、我們與環境環境陰陽平衡的養生之道。具體而言，我們需要順應四時，順應每個月月亮的陰晴圓缺，潮漲潮落，以及一天的日出日落等自然環境變化合理作息，以配合天地陰陽，盡量讓人體與自然達到陰陽平衡狀態，那麼身體自然會健康。古時候的人透過觀察大自然的種種變化，發現了萬事萬物都有陰、陽兩面，這是一種哲學，也是一種實用的為事物歸類的方法。

　　《黃帝內經》中說道：「陰陽者，天地之道也。」可見陰陽兩字的來歷，有著一定歷史淵源。

陰和陽

　　陰，根據《說文解字》的解釋是，暗的區域、位於水的南方、山的北方的地理位置，陽光不容易照射到的地方。

　　陽，則與之相反，指的是明亮的地方。

　　陰陽兩者是相互對立的關係，但同時又是相互依存的。陰、陽互相需要，缺一不可，卻又彼此克制，是既對立又統一的關係，甚至還可以彼此轉化，陽極轉陰，陰極轉陽。

　　古代的學者發現世間永珍都有正反兩個方面，於是就用陰陽這一概念解釋自然界兩種對立和消長的物質關係。最初，陰陽的涵義是很樸素的。它是指「陽光的向背，向日為陽，背日為陰」，後來引申指方位的上下、左右、內外，氣候的冷暖，運動狀態的躁動或寧靜等等。

　　通常情況下，凡是上升的、溫熱的、明亮的、劇烈運動的、外向的，都屬於「陽」；相對下降的、寒冷的、晦暗的、靜止著的、內守的，都屬於「陰」。事物的陰陽屬性，並非絕對的，而是相對的一方面，在某種特定條件下，陰和陽之間可以發生相互轉化，即陰可以轉化為陽，陽也可以轉化為陰；另一方面，事物具有無限可分性。例如，晝為陽，夜為陰；男為陽，女為陰；前半夜與後半夜相對而言，前半夜為陰中之陰，後半夜為陰中之陽；而上午與下午相對而言，上午為陽中之陽，下午為陽中之陰。

　　同樣，人體臟腑組織也有陰性與陽性之分，根據大致部位來說，上部為陽，下部為陰，體表屬陽，體內屬陰；根據人體背腹四肢內外側來說，背為陽，腹為陰，四肢外側為陽，內側為陰；根據人體臟腑來說，五臟為陰、六腑為陽。這就是陰陽其中的奧祕所在！有人說，陰陽平衡，健康一生。保持陰陽平衡是讓身體充滿活力、健康的根本。陰陽失衡人體就會出現病症、早衰，甚至死亡。

平衡陰陽的三個方面

那麼，如何維護我們人體的陰陽平衡呢？我們要從三方面來攻破：

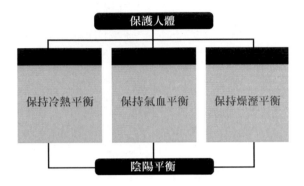

第一，保持身體冷熱的平衡。因為冷是傷陽氣的，而熱是傷陰氣的。所以，我們若無法維持身體冷熱的平衡，當然就要影響到陰陽平衡。

第二，保持氣血的平衡。因為氣屬於陽，血屬於陰。我們若想保持身體陰陽平衡，一定要注意氣和血的平衡。尤其是女性朋友，不注意養血、補血，就很容易導致血虛。表現為面無光澤、面色發黃，整個人都沒有精神，而且還會引起心慌心跳，增加我們心臟的負擔，最嚴重的是，血虛也會導致氣虛。中醫認為「氣為血之帥，血為氣之母」。氣和血失衡，身體就會抱恙。

第三，保持燥溼平衡，也就是津液的平衡。液，是指液體、血液，我們人體中 70% 都是水分，其中就包括津液。傷

了津液就會導致人體水分不夠，就出現津虧，表現為口乾。例如，我們運動完後大汗淋漓，過後就要把水分補回來，否則就會皮膚乾燥。另一方面，水分在人體的含量也不能過多。如果人體中的水分，不能夠正常排出，就會導致脾腎陽虛。

總之，只有陰陽平衡了，讓身體內部的機能與外部的環境和諧共處，我們才會健康一些！

■ 陽氣耗盡，人則消亡

人體的陽氣就像我們手持的信用卡，今天透支一點，明天透支一點。直到透支到底的那一刻，陽氣盡，人則亡。陽氣是性命之本，養陽，護陽，避免環境中的一些危害陽氣的弊端存在，規律作息，平衡身心，就是保證人體陽氣平衡的重要法則。

明代醫學家張介賓在《類經附翼·求正錄》中提到，「天之大寶，只此一丸紅日；人之大寶，只此一息真陽」。這句話幾乎是所有介紹人體陽氣的最有名的一句話。大意是，張介賓將陽氣比作天上的太陽。天之陽氣，能使天體執行不息，蒸騰溫養萬物，使萬物生長化收藏；人之陽氣具有抗禦外邪，護衛生命，促進機體生命活動的作用，五臟的健康，氣血律精的氣化正常，均依賴陽氣的溫煦和推動。由此可見，陽氣在人體的生命活動中發揮主導作用。重視陽氣的養護是健康之本。具體可以這樣做：

根據自然界的陰陽變化調整作息

　　人體陽氣與自然界陰陽變化息息相關。一年有四季，一天有日夜，陽氣也隨著四季、晝夜的變化，有生發、隆盛、虛衰的變化規律。所以我們要隨自然界的陰陽變化來調整作息。以保持陽氣的充沛，防止疾病的發生。

　　許多現代人把加班熬夜當成家常便飯，即便不加班，也習慣性地晚睡晚起。若是在太陽初升時間較晚的冬季還好，如果一年四季都違背「日出而作日入而息」的自然規律。想必要不了多久，身體就會發出各式各樣的疾病訊號。儘管許多病症在短時間內不會顯現，但長期熬夜的人，最明顯的表現就是面色無光，毛孔粗大，毒素淤積。久而久之，這類人就會看上去沒有精氣神，做事效率低。

避免不良之氣入侵

避免不良之氣入侵

寒邪之氣　　暑氣　　淫氣　　風邪之氣

第一個不良氣場便是寒邪之氣。身體倘若受到寒邪的侵襲，陽氣就會像被關在門口外的醫生一樣，無法幫助你，為你提供能量。這時你會感到心煩意亂，身體陰陽失衡，氣血失調，引發諸多疾病。最明顯的表現是肢冷、畏寒、身體諸多部位受寒疼痛等。因此，在日常生活中，我們就要注意不要長期住在陰溼寒冷的環境中，要注童環境的防禦功能。必要時採用暖氣、陽光照射等方法驅走環境中的寒邪之氣。

第二是暑氣。身體若受到暑氣的侵襲，就會溼汗淋淋，傷害人體陽氣，使陽氣憋悶在身體內，導致全身發熱，心煩意躁。因此，每逢夏日，我們要注意防暑降溫，多吃清涼之物，避免過多的在太陽底下活動，注意晚間出去散散步，以採收陰氣，平衡陰陽，保證身體安康。

第三是溼氣。人體陽氣內在的強健之性，能夠滋養神氣的作用；而外在的柔和之性，則具有滋養筋脈的作用。身體一旦受到溼氣的侵襲，皮膚毛孔的開合就會失去了常規，寒氣就會乘機由此侵入人體。傷害人體陽氣，繼而引起肢體疼痛，臟腑功能失衡等狀態，導致人生易受驚駭的病症。所以防止環境中的溼氣侵襲，就要做到房屋環境不要處在水溼重的環境中。在中國南方，每逢梅雨季節，就要多注意通風乾燥房屋，不穿溼衣，不吃助溼生熱的食物如辣椒，肥甘厚膩之品等。必要時可以在居住環境中使用乾燥環境的裝置。總

之，保持環境的乾溼平衡，才有助於維護身體的陰陽平衡。

第四是風邪之氣。風邪是百病產生的因素之一。如果被風邪所傷，陽氣被邪氣損傷，腧穴道就會受阻不通，導致風瘧。在日常生活中，我們要特別注意避免風邪的侵害以傷陽氣。例如房屋選址不要在風口，人在大風天氣中，應避免長時間站在風中，注意穿好防風的衣帽。日常睡覺不要在風口處，因為人在睡眠的情況下，最易遭受風邪的侵害。

總之，千萬別把我們身體裡的陽氣當成信用卡，日日夜夜地刷卡透支。如果一味地透支，而不歸還，銀行很快就不做事了。同理，當人體的陽氣不斷被透支時，健康就日益受損，身體就會不斷地對你使性子，一會兒這癢，一會兒那疼。如果此時你還不清醒過來，及時補充陽氣。那麼，「陽強則壽，陽衰則夭」的觀點很快就會在你身上「現身說法」。因此，在平時就要注意環境養生，避免傷害陽氣的環境，注意合理的作息，保持情緒平和，精神舒暢，如此就能培固自身陽氣，為健康添動力。

■ 在環境中養陽護陰的方法

《黃帝內經》將時間的週期性和空間的秩序性有機地結合，強調人體自然節律是與天文、氣象密切相關的生理、病理節律，故有氣運節律、晝夜節律、月節律和週年節律等。

人與自然節律相配合，是環境養生的必要方法，也是環境養生中「天人合一」重要養生思想的展現。明白了這些道理，我們就可以在生活中，利用身邊的環境來養陽護陰。

在正常情況下，人與天地相應，整體活動表現出日出而作，日落而息的模式，即白天精神清爽，精力充沛，夜間疲憊困頓欲眠。陽主動，陰主靜。因此，白天陽氣的旺盛為人體勞作活動提供了基礎，夜間陰氣旺盛則為人體休息創造了條件。在環境中養陽護陰，就是要「順時而為」，遵循自然環境的客觀規律休養生息，調節身體。

例如，「三伏」是每年氣溫最高的一天，也是最潮溼、悶熱，令人難熬的日子，我們通常將其稱之為「苦夏」。中醫有「夏養三伏，冬補三九」之說，認為「三伏」和「三九」（指「冬至」後全年最寒冷的日子），正是我們好好利用，養陽護陰、調節身體的最佳時機。例如，透過汗蒸等理療達到冬病夏治的目的，近年越來越受人們歡迎。

之所以藉三伏天進行「冬病夏治」，是因為這一天是全年中天氣最熱的一天，也就是陽氣最盛的一天，這時我們的肌膚腠理開洩，藥物在這一時間裡是最容易由皮膚滲入穴位經絡的，這樣便能透過經絡氣血直達病處，所以，我們可以在夏季治療冬季易發病，反而能達到最好的效果。而且三個伏天皆是庚日，屬金，歸大腸經，中醫中講究「肺與大腸相

表裡」，意思是說這是溫煦肺經陽氣，驅散內伏寒邪的最好時機。根據近幾年理療的案例，其中以感冒、鼻炎和支氣管哮喘等療效最為明顯。許多使用這一方法的人都表示，從前這些病通常會在冬季交替發作，但透過「冬病夏治」，病情大有改善，甚至不需尋醫治理。另外，個別體質偏向虛寒的人也可以利用汗蒸等方法，解決痛經、腰膝痠軟、容易疲勞及因脾胃虛寒導致消化不良等問題。

根據陰虛、陽虛不同體質養陽護陰

你屬於陰虛還是陽虛體質

陰虛
潮熱、
盜汗、
手足心熱、
貪涼怕熱、
消瘦、
口乾咽燥、
喜冷飲、
小便短赤、
大便乾結、
舌紅少苔、
脈細緻無力……

陽虛
神疲乏力、
面色蒼白、
少氣懶言、
畏寒肢冷、
喜熱怕冷、
自汗、
口淡不渴、
大便溏薄、
小便清長、
舌淡苔白而洵、
脈虛弱……

陰虛和陽虛都屬於中醫名詞。陰虛，是指精血或津液虧損的病理現象。人體精血和津液都屬陰，故稱「陰虛」，陰

虛不能制火，火熾則灼傷陰液而更虛。陰虛主症為五心煩熱或午後潮熱、顴紅、消瘦、盜汗、舌紅少苔等。而陽虛是指陽氣虛衰的病理現象。陽虛主症為畏寒肢冷、大便溏薄、小便清長、面色苔白、脈沉微無力等。

陽虛者顧名思義，就是陽氣虛了，要養陽。人生活在大自然中，要順應大自然的陰陽變化。所以應四季以養陽這是陽虛者環境養生的重點。尤其在春夏季節更要養陽，春天到夏天是陽長陰消的階段，夏至是陽極，陽極則陰，那麼從夏天開始，是又進入了陰長陽消的氣侯。因此，在春夏的時候是陽長陰消的階段，它主要是陽長，陽虛的人，就應該在春夏時候注重養陽。另外，春季要養肝，肝臟是人體的一個重要器官，它具有調節氣血，幫助脾胃消化食物、吸收營養的功能以及調暢情志、疏理氣機的作用。春季養肝得法，同樣能助長體內的陽氣，帶來整年的健康安壽。陽虛者應多吃溫補陽氣的食物，如：蔥、薑、蒜、韭菜、芥末等；應少吃性寒食品，如黃瓜、茭白、蓮藕等，以免阻止陽氣生發。

陰虛者則是陰氣虛了，要養陰。就環境養生而言，平時要注重安靜，清涼，低溫，以滋陰潛陽，安養身體。中醫講究陰陽平衡，而陰虛是一種非平衡狀態，所以，陰虛者應該及時透過一些方法調節自己的體質，不僅可以預防陰虛症狀的出現，還可以對已出現的不良症狀進行調節，造成治療的

效果。一方面，我們可以在飲食方面下功夫，盡量多吃一些滋陰的食物以補充陰液，如多喝水，多吃水中物，多吃清潤滋補的食品，如葡萄、雪梨、蘋果、柿子、西瓜、蓮藕等。也可以吃一些鴨肉、海參、墨魚等等，這些食物對陰虛體質大有裨益。另外，陰虛體質的人，性格通常較急躁，常常心煩易怒。所以，陰虛者平時還應多注意調節自己的心理和情緒。

　　無論你是陽虛還是陰虛，我們都應該順應自然，合理養生。這樣才能既保持身體康健，又能帶來好運氣。

■ 打造個人化的和諧環境

　　工作、生活中我們總說「中庸才是最好的」、「做事要講究適度原則」。其實，我們的身體也是一樣。中醫在診斷病人的時候，首先要判斷其體質屬於陰性還是陽性，其次才是對症下藥。同理，在環境養生的過程中，我們只有將個人體質與食物的屬性結合，才能知道自己應該多吃什麼，少吃什麼，在什麼時間做什麼事，從而根據個人體質打造和諧的環境，保持身體陰陽平衡，獲取健康體魄！

　　人生在世，吃穿這一觀點雖常因其人生觀的侷限性而遭到非議，但從另一個角度來說，恰恰說明了「吃」在人們心目中的位置。從人這個角度來說，由於本能的需要，食物

是人們生活中不可缺少的一部分，而對食物的選擇、營養價值的講究以及對味道的品嚐更是人們經常談論的話題。可以說，我們生活的一大部分時間是用在吃這個人體本能的需要上面，人們常常是為了填飽肚子而到處奔波、整天忙碌。卻常常忘了根據自己的體質來養生，結果身體該得到的營養沒有補充進來，身體不需要的垃圾（毒素）沒有排出去。

根據個人體質選擇陰陽食物

人的體質有陰性和陽性，體性偏寒，則說明陽虛，屬於陰性體質；而體性偏熱，則說明陰虛，屬於陽性體質。同樣，食物也有陰性和陽性。陰性食品的作用是使身體變冷，而陽性食品則能使體溫升高。不管是陰性體質還是陽性體質，都屬於兩個極端，不管是陰盛陽衰還是陰衰陽盛都不是最佳的狀態，正因如此，身體才會出現不適症狀。但是，我們可以根據體質與食物的調節，將靠近陰陽兩個極端的體質恢復到健康的中性體質，這就是陰陽平衡的的精髓。通常情況下，陰性體質和陽性體質的人，喜愛的食物也不同。所以，根據食物的陰陽屬性，我們可以根據個人體質的不同，有偏向性地多吃那些我們人體缺少的，更需要的食物。這樣才能逐漸中和體質，維持身體平衡。選擇適合自己的食物，才能既保證營養充足，又能排出毒素，避免疾病。

　　那麼，如何根據個人體質選擇陰陽食物呢？

　　首先，根據陰陽互補的關係來看，如果你是陽虛，那麼就需要多吃陰性食物，相反，如果你陰虛，就需要多吃陽性食物。這是大自然賦予人類的生存法則。多攝取與體質相反的食物，才能使身體維持平衡，更加活性化、多元化，從而提高免疫力。

　　其次，根據季節變化的原則，我們人體的特性、身體差別都會隨之發生變化。那麼，如果你長期居住在南方，夏季通常會非常炎熱，那麼你就需要多吃陰性食物。與之相反，如果你長期居住在北方，就要多攝取一些陽性食物。另外，隨著年齡的增長，我們也應該隨著體內冷能量的累積而多吃陽性食物。

　　那麼，我們該如何區分陰性食物與陽性食物呢？

　　中醫學將食物分為陰陽兩性，其中陰性食物能夠增加能量輸入，而陽性食物則能增加能量輸出。根據這種食物分類方法，幾乎所有的食物都可以被分為陰陽兩性。不過，我們每天吃那麼多種食物，要完全區分開來並不容易。

　　首先可以根據食物的味道來區分。例如，有苦、辛味的生薑、紫蘇、韭菜、大蒜、蔥類、豬肝等屬陽性食物，而有鹹味的魚類、蛤類、海藻類則屬於陰性。

其次，透過食物的形狀來區分。食物的根和莖葉相比屬陽，莖葉屬陰。因此，蕃薯、芋頭、洋蔥、人參、藕、馬鈴薯等等根菜屬陽性食物。在根菜當中，藕和芋類的陰性也比較強。

再次，透過食物的生長環境來區分。生產於溫暖的地區，如南方，或在大棚中的食物則屬陰，這些場所以外的地方生產的食物屬陽性。因此，類似馬鈴薯、大豆等生長在寒冷的地方的食物都屬於陽性，而香蕉、西瓜等生長在溫暖地方的食物屬於陰性。

另外，陸地上的食物屬於陰性，而海產品屬於陽性。

最後，食物的盛產期在冬季還是在夏季決定了其陰陽屬性的不同。例如，西瓜長在夏季，屬於陰性食物，而冬瓜長在冬季，則屬於陽性食物。

只有正確判斷食物的陰陽屬性，我們才能進一步選擇適合個人體質的食物，吃得健康。

下表為食物寒熱一覽表，供大家選擇參考。

食物分類	食物屬性				
	寒	涼	平	溫	熱
穀類		大麥、蕎麥、綠豆、薏米、黃豆、西米、稻米	小米、玉米、白豆、豌豆、扁豆、赤小豆、黑豆、燕麥	小麥、黑米、糯米、高粱、炒芝麻	
菜類	空心菜、竹筍、瓠瓜（葫蘆）、苦瓜、冬瓜、番茄、銀耳、海帶、海藻、金針菇、鮮蘑菇、荸薺、慈姑、蘿蔔、小麥草、龍葵、西葫蘆、馬齒莧、蕈菜、苦苣葉、生蓮藕、蕨菜、蕨根粉、蘆筍、酸菜 注意：體寒者熟吃並加上生薑等熱性調味料	莧菜、菠菜、青江菜、A菜、茄子、絲瓜、黃瓜、茭白筍、油菜、白花菜、青椒（柿子椒）、甘藍、金針花（黃花菜）、黑木耳、竹笙、腐竹、豆腐（含皮、干、乳）、白菜、紫菜、黃心菜、生菜、油麥菜、芹菜、豆芽菜、秋葵、牛蒡、猴頭菇、香菇、菱角	胡蘿蔔、豇豆、豆角、豆豉、芋頭、包心菜、芥藍菜、綠花菜、芥菜、雪裡紅、青菜頭（榨菜頭）、番薯、馬鈴薯、地瓜葉、乾蘑菇、烤麩、麵筋、茼蒿、南瓜、山藥、蓮藕（熟吃）	香椿、九層塔、香菜、洋蔥、蔥、蒜、蒜苗、韭菜	辣椒、芥末、薑、五香粉、咖哩粉、胡椒粉、茴香菜、花椒、肉桂（桂皮）、丁香、八角（大料

果類	柿子、柿餅、香蕉、楊桃、奇異果、西瓜、香瓜、哈密瓜、梨、鳳梨、甘蔗、椰子汁、蓮子心、檳榔、檸檬、柚子、橘子、臍橙、橙子、蓮霧	金桔、枇杷、蘋果、無花果、芒果、火龍果、百合、桑葚、菠蘿蜜、草莓、杏、釋迦、葡萄（乾）、木瓜、櫻桃、梨、楊梅、冬棗、桃、李子、石榴、荔枝、龍眼、橄欖、佛手柑、榴槤	大棗、南瓜子、葵花子、芡實、蓮子、花生、栗子、龍眼乾、山楂	堅果類（松子仁、核桃仁、杏仁、開心果、榛子）、炒乾果（炒栗子、炒花生、炒瓜子、炒腰果）	
	注意：體寒者忌食、少食，可加熱或開水燙後使用			
其他	冰品、綠茶、人工食品、化學食品、化學藥品、菊花、決明子、糖精、白糖、冰糖	生水（純淨水）、礦泉水、紅茶、膨大海、羅漢果、薄荷、荷葉、蜂蜜、蜂王漿、花粉、巧克力、豆漿、玉米鬚、醋、醬油、鹽、沙拉醬、牛奶、優格、茶油、菜籽油、豆油、咖啡、燕窩、蒟蒻	各種蛋、葵花子油、橄欖油、花生油、玉米油、黃醬、麵醬、麥芽糖、紅糖、枸杞子	麻油、純芝麻醬	

　　實際上，食物的屬性並非完全絕對的。即使被定義為陰性的食物，由於烹製的方法不同，加入的調料不同，其本來的屬性就可以被改變。所以，具體吃什麼怎麼吃，除了要了解食物的基本屬性，還要綜和個人體質來選擇。但每個人的體質，消化系統的構造都有所差異，具體吃什麼我們也不能一概而論，而是要因人而異。

　　總之，保持身體陰陽平衡，不讓你的體質偏陽性或偏陰性，身體才會處於相對平衡的狀態，每天健康多一點！

第十章
調節臟腑，運用五行

> 中醫學中講到的臟腑不僅僅是解剖學的概念，更是生理、病理學上的概念，也可以說是一個功能單位的概念。《黃帝內經》告訴我們，人體的臟腑與五行密切相關。我們可以透過五行之氣的盛衰感知對應五臟的變化，從而對身體變化的趨勢和疾病做出預判，防患未然。

■ 遵從五行，對應環境

　　中國人自古講究天人合一，人體五行內對五臟之氣，外合天地陰陽，五行相生相剋而循環往復，人方有生老病死卻生生不息，故五行平衡則身體健康，五行失調則病入臟腑。環境養生很好地利用了環境和方位的五行屬性來平衡人體之五行，本章闡述五行生剋之原理，並針對五行失調所致的病症以環境養生學角度進行養生指導。五行在環境養生中所涉及的事物多多，所以在環境養生中遵照五行理論，有目的打造適合人體養生的環境對於人來說是很有益的。

　　在古代，人們認識世界的方法便是陰陽五行，除了占卜、風水和中醫，還有許多理論使用它作為理論基礎。環境養生也不例外。五行，是指金、木、水、火、土五類物質的運動。最先提出五行的是《尚書·洪範》一書：「一曰水，二曰火，三曰木，四曰金，五曰土。」在《五行大義》一書中則認為：「五行者蓋造化之根源，人倫之資始，萬品稟其變易，百靈因其感通，本乎陰陽。」

　　實際上，五行並非僅指五種具體物質本身，而是用來闡釋事物之間相互關係的一種抽象概念，涵義十分廣泛。五行是萬事萬物功能屬性的表達，並以五者之間的相互滋生、相互制約來論述和推演事物或現象之間的相互關係及運動變化規律。在中醫學中，主要是以五行的特性來分析研究機體的臟腑、經絡、生理功能的五行屬性和相互關係，以及闡釋它們在病理情況下的相互影響。而在環境養生學中，則主要是以五行的特性來分析研究選址，方位，氣候，色彩等五行屬性和相互關係，以及闡釋它們在養生情況下的相互影響。

　　五行還是古代的「資訊系統」，它包括宇宙時間、空間、物質、能量、運動等等的全部資訊，涉及環境中的事物有如下表所示：

五行涉及到的事物	內容				
五行	木	火	土	金	水
五化	生	長	化	收	藏
五臟	肝	心	脾	肺	腎
五時	平旦	日中	日西	日入	夜半
五星	木星	火星	土星	金星	水星
五惡	風	熱	溼	燥	寒
五季	春	夏	長夏	秋	冬
五節	新年	上巳	端午	七夕	重陽
五官	目	舌	口	鼻	耳
五色	青（綠）	赤（紅）	黃	白	玄（黑）
五味	酸	苦	甘	辛	鹹
五音	角	徵	宮	商	羽
五方	東	南	中	西	北
五志	怒	喜	思	悲	恐
五金	鐵	銅	金	銀	錫
五祀	戶	灶	溜	門	井
五獸	青龍	朱雀	黃麟（騰蛇）	白虎	玄武

　　了解了五行對應的環境中的事物，我們在進行環境養生時，就可以有針對性地參考了。從古至今，風水術就認為，相地奧妙，盡在五行之中。風水大師認為，五行是陰陽之綱領，造化之權衡。拔砂、放水、辨方、立向都得依靠五行。在《易經》的五行座標系統中，水代表北方，木代表東方，火代表南方，金代表西方，土代表中央。所以古人在選擇方位時，就依靠五行所代表的方位來進行。在地理環境中，山川形勢、地貌有直有曲，有闊有狹，有方有圓，各具五行。所以選擇時，也要考慮不同的地理環境所應對的五行之氣。

　　另外，五行還與四季相對應 —— 春天屬木，所以春屬木；夏天屬火，所以夏屬火；秋天屬金，所以秋屬金；冬天屬水所以冬屬水。因有四季而有四行，但夏天和秋天之間要有過渡階段，因此便有了土，土代表氣的平穩運動。所以環境養生不僅要考慮四季的屬性，更要考慮五行對應的臟腑，合理地依據季節和五行有目的地調節臟腑。

　　五行包含萬物，要想一一說明白環境中的五行應用理論，是很不容易的，比如晝夜五行、甲子五行、天干五行、地支五行等等都是不勝列舉的。不管怎樣，五行是造化之權衡，陰陽之綱領。我們在環境養生時必須本著五行的基本原理，找出環境與五行的對應關係，並且有目的地創造符合人身五行的環境養生條件，那麼就會對健康有益！

■ 五行失調，五臟俱損

在中醫學中，天地被視為一個大宇宙，人體是一個小宇宙。人類是自然界的一部分，木、火、土、金、水構成了宇宙的五行，肝、心、脾、肺、腎構成了人體的五行。因此，先哲們就用創造出來的五行文化理論來詮釋人體的生命科學，破譯環境養生的「密碼」？

最初，五行是對五種物質特性的分類，後來慢慢演變為「世界中物質變化時五種趨勢」。古代人就將五行與許多事物對應，例如，方位、顏色、氣味、季節、五官、臟腑等。

與陰陽一樣，五行同樣也存在相互對立和相互制約的關係。

正因如此，五行學說對中醫學的發展也有著重大影響。

而根據五行的特性，還可以將其相關事物屬性進行如下歸類。

根據五行屬性歸類

木	具有生發、生長、舒暢、條達等性質或作用的事物和現象。
火	具有光明、溫熱、上升等性質或作用的事物和現象。
土	具有受納、生化、承載等性質或作用的事物和現象。
金	具有收斂、清潔、沉降等性質或作用的事物和現象。
水	具有滋潤、寒涼、閉藏、下行等性質或作用的事物和現象。

要理解五臟與五行的關係，首先要了解五行的「相生相剋」。

五行相生，指的是「一個事物對另一個事物具有促進、助長和滋生的作用」。五行相生的規律是：木生火，火生土，土生金，金生水，水生木，依次相生，無限循環。在相生這一關係中，任何一行都存在兩方面的關係，即「生我」和「我生」，生我者為母，我生者為子，所以相生關係也通常被人們稱為「母子關係」。

五行相剋，指的是「一個事物對另一個事物的生長和功能具有抑制和制約作用」。五行相剋的規律是：木剋土，土剋水，水剋火，火剋金，金剋木，依次相剋，無限循環。在相剋這一關係中，任何一行都存在兩方面的關係，即「剋我」和「我剋」，「剋我」者為我所不勝，「我剋」者為我所勝，所以相剋關係又通常被人們稱為「所勝」與「所不勝」的關係。

值得一提的是，我們大可不必完全認為相生就是好事，相剋就是壞事。一些江湖學者盲目迎合人們的心理需求，用「看生剋」的名目來到處看八字，並完全用自己的主觀見解盲目地宣稱八字中的「剋」越多，八字就越差。這樣的思想是非常不符合《易經》發展出來的五行體系基本思想的。

實際上，剋就是控制，而五行之間相剋的內涵、特點也

各自不同，不同的克制效果，產生的結果也是不同的。因此，相生相剋只是五行學說中的自然現象。

和「陰陽」一樣，只有既具備相生，又具備相剋的連繫，事物組成的系統，才能得到長久的平衡。而相生相剋兩者之間，又是無法分割的兩個方面。

只有相生，事情就不會在正常的環境和關係下，進行必要的變化；只有相剋，那麼事物又不能得到成長運行，結果只能僵死停滯。

人體五臟與五行

臟腑是人體內臟的總稱，古人將內臟分為五臟和六腑兩大類：五臟分別是心、肝、脾、肺、腎；六腑分別是是膽、胃、大腸、小腸、膀胱和三焦。此外還有一個心包絡，它是心的外衛，在功能和病態上，都與心臟相互一致，所以，它也是屬於臟。環境養生，調節臟腑尤為重要。而五臟與五行亦是相對應的關係。與五行生剋的關係一樣，並非「生越多越好、剋越少越好」。其實，人體只有五行平衡了，五臟才平衡，身體康健。偏重任何一方，五行失衡，五臟俱損，百病源起，人體遭殃。

人體中，五臟的作用是幫助人體儲藏精氣津液，六腑的作用是出納轉輸。但是，和陰陽一樣，臟腑的功能，並不是各自為政，而是在一定條件下相互依存、互相轉化。司以說

是各負其責，構成一個完整的機體。我們人體內部中的臟與
腑、腑與臟之間相互連繫、互為表裡，相互生剋，並且與自
然環境的變化，例如季節等都是息息相關，互為影響的。五
行學說認為，世界上所有事情都並非單獨存在的。事實上也
的確如此，誰能說人類可以離開地球而存在？同樣，誰又能
說金屬可以離開火而產生？

因此，在自然界中，五行學說所展現的，都是一種無法
分割的統一關係，是在整個系統內構件的支持、制約和變化
的關係，而並非研究其中五種十五個體之間單獨的相互關
係。可以說，這也是我們人體臟腑維持平衡，保持健康的一
個基本理論基礎。

■ 調節內部環境

透過上一節我們知道，五行生剋是密不可分的。沒有
生，事物就無法生長、發生。沒有剋，事物就不得控制，不
能維繫正常的協調關係。只有保持生剋平衡，事物才能正常
發展，身體的內部環境才會正常執行。

五行裡的金、木、水、火、土與我們人體中的五臟位置是
相對應的。從中醫角度而言，五行平衡，臟腑就會健康，五行過
旺、過弱，沒有生剋轉化，則臟腑必衰。實際上，人體的五行能
量盛衰，在體內都透過具體的能量來展現。假設身體中所有五行

的能量綜合為 100%，那麼，根據臟腑與五行的平衡關係，人體中平均每種五行的能量在 20% 時，臟腑機能將處於最平衡的健康狀態。據此，我們可以更好地來調節身體的內部環境。

人體之主 —— 心的調節

養生，貴在養心。養心很多人只想著飲食養心，運動養心，經絡養心，音樂養心等等，可是卻忽略了環境養心。心是人體之大主，心好，身體就好，心若出了問題，就會出現「心動則五臟六腑皆搖」的不良局面，所以打造好環境以養心，也是環境養生的重點。

養心的途徑	重點詮釋
利用五行養心	從五行的角度來講，金木水火土的使用在家居環境中應該平衡。當然水火的概念很抽象，我們可以用養魚，或用代表火的紅色等等來表達五行，發揮養心的目的。
利用五色養心	五色中，紅色入心，所以在家居環境中適量種植一些紅花，選擇一些紅色的布藝，或者紅色的電視背景牆，紅色的床背景等等都可以來安養心神的。
利用陰陽平衡養心	養心就是要打造陰陽平衡的環境。由於心屬陰，所以我們的起居室應盡量在陽面，利於保持心氣平衡，對養心有利。
驅除風邪和溼邪	養心的大忌是「噪」。因此，環境養生的重點是要驅除「風」，風即聲音、噪音。溼邪則是水溼、濁氣。平時應注意房屋的通風，避免產生汙邪之氣破壞養心的環境。

將軍之官 —— 肝的調節

肝好的人，脾氣好，情緒好，對人體身心健康有益。所以多採用些措施以養肝對人的健康好運非常有益。而居住環境是養肝不可忽視的部分，所以打造好養肝環境，對養肝有益。

養肝的途徑	重點詮釋
利用五行養肝	五行中，肝對應木，所以在環境中適當增加木材質的成分比較適合養腎，比如木門、木床、木家具，在庭院裡、陽臺上種植些花草樹木都有益於養肝。
利用五色養肝	五色中，肝對應綠，所以在家居裝修時，可以適當地增添些綠的元素，比如多種植花草樹木，也可以在房間的牆上採用綠色的壁紙和綠色的圖料，刷成綠色有益於安心寧神，也有助於養肝。
利用陰陽平衡養肝	順應四季陰陽來養肝。春季屬肝，是肝氣最活耀的季節，也是養肝護肝最好的時候。不妨舉家去春遊，戶外的大量負離子對肝有益，可以給肝細胞來一次深呼吸，有利於肝陰陽調節平衡。
保證足夠的睡眠	肝臟的保養需要足夠的睡眠為基礎。特別是晚上 11 點至凌晨 3 點這段血液流經肝膽的時間，一定要上床休息，有助於養肝。
保持愉悅的心情	怒傷肝，要樂觀，尤其要忌發怒，最好是看淡金錢，知足常樂，才能保持平衡與健康。

後天之本 —— 脾的調節

脾胃是後天之本，所以養好脾胃很重要，除了飲食，情緒，運動等養脾胃的法子外，注重環境養生也是養好脾胃的重點，所以學習脾的環境養生法，對健康有益。

養肝的途徑	重點詮釋
利用五行養脾	在五行中，脾胃對應土，所以在環境中適當增加土的成分比較適合養脾胃。土是大自然中的重要組成成分，並且是居住環境的重要組成成分，所以在家中的陽臺上、庭院中多些土的使用。
利用五色養脾	五色中，脾對應黃，所以在家居裝修時，可以適當地增添些黃的元素，比如使用金色、黃色布藝，刷些黃色的塗料，既顯得華麗溫馨，也有助於養脾。
利用陰陽平衡養脾	順應四季陰陽來養脾，特別注意夏秋兩季的脾胃調養。在夏季時，要注意房屋通風，袪除房屋的溼氣。立秋前後，晝夜溫差加大，脾胃容易在這種冷熱刺激中發生不適。可見早晨吃粥，幫助脾胃滋潤，平衡健旺的陽氣。
切忌貪涼	夏天熱，很多人喜歡猛灌冷飲和吹風扇、冷氣。過冷對脾胃是傷害，所以應警惕。
早睡早起	早睡可以增加夜裡的睡眠時間，補償夏日的睡眠不足，早起運動吸收陽氣，同時舒展脾氣。

呼吸門戶 —— 肺的調節

肺是人的呼吸門戶，並且肺又相當嬌嫩，經不起外邪的折騰，所以關注環境中的燥邪、灰塵、煙霧等的侵擾，對養肺，護肺有益。

養肺的途徑	重點詮釋
利用五行養肺	肺屬金，秋天更是肺氣最旺，功能最強的時候。我們可以藉天時以養肺。 秋季養肺，要注意清肺潤肺，多吃梨、葡萄、百合、蘿蔔、柿子、獼猴桃、西瓜、銀耳等應季蔬果，另外多吃粥、湯水對秋季潤燥養肺非常有益。
利用五色養肺	五色中，肺對應的是金，所以在環境中適當增加幾樣金色的裝飾品，比如金色的布藝，仿金的一些裝飾品等等都有益於養肺。
適當調節室內溼度	室內溼度保持在 40% 至 60% 為宜。可以透過一些花草或觀賞性高的魚來改善溼度。也可以在地板上灑些水，或使用空氣加溼器等。
保持空氣清新	可以常到空氣清新的山林、海地、田野散步，做運動，可以助肺呼吸新鮮的空氣。另外，要經常打開門窗通風換氣，使室內環境清潔、清新，可以預防多種呼吸道疾病。

系統總閘門 —— 腎的調節

腎是後天之本，所以養腎至關重要。合理的打造適宜於養腎的環境，可以有效的養腎，並且好的環境也能給人帶來好身體，好運氣！

養腎的途徑	重點詮釋
利用五行養腎	在五行中，腎對應水，所以在環境中適當增加水的成分比較適合養腎，比如在家裡養箱魚，種幾棵水生的植物，如富貴竹、水仙等，可以滿足補腎的需要。
利用五色養腎	在五色中，腎對應黑，所以在家居裝修時，可以適當地增添些黑的元素，比如包門包窗時，用些黑胡桃的材質，即顯大方穩重，也有益養腎。
利用陰陽平衡養腎	腎藏精。在冬季，要首當養腎藏精。冬天要早睡晚起，起床的時間最好在太陽出來後為宜。晚上要早睡以養人體陽氣，保持溫熱的身體，這樣才有利於人體陽氣的潛藏和陰精的累積。
保持周圍環境寧靜	靜生水，水能養腎。因此，應保持身邊的環境寧靜。注意消音，可採用厚重的窗簾或消音裝置。

■ 依據季節，調節臟腑

人體的臟腑功能活動、氣血執行與季節的變化息息相關。冬去春來，寒暑更替，時令的風雨是大自然的發展規律，這也常常會為我們的生活帶來許多的疾病與煩惱。例如，春季陽氣生發，萬物始生。生活中有許多常見疾病卻由此為患，所以，春天也是感冒、流感的季節；夏季陽氣旺盛，此時陰氣開始內伏滋長，是多發中暑的季節。很多疾病都有明顯的季節性，因此，了解季節對臟腑的影響，我們就能夠按照春、夏、秋、冬，四季溫、熱、涼、寒的變化規律

來養生，從而提升身體對周圍環境的適應能力，輕鬆應對四季的變化。

眾所周知，一天有 12 時辰（三個時辰構成一個時段）；一年有 12 個月（三個月構成一個季節）；而一個年輪是 12 年（四個三年組成一個年輪）。

生命會活動隨大自然的變化而產生週期性的改變。即生命活動的變化週期（時辰、季節、年輪）與大自然的變化相吻合。

同理，隨著季節的變化（春、夏、秋、冬），人體的臟腑功能也會有一個週期的變化，俗語說的「春夏養陽（生發、生長），秋冬養陰（收斂、收藏）」，老百姓常說的「春困秋乏」都是最好的證明。

順應季節調節臟腑的理論基礎：時間醫學

時間醫學理論是在中醫理論指導下，從整體上研究人體生命活動的週期性、規律性，並指導臨床診斷、治療、預防和養生的一門科學，在中醫學中，它屬於一門分支學科。時間醫學理論有著悠久的歷史，其實，早在《黃帝內經》就指出：「人與天地相參，與日月相應也……人以天地之氣生，四時之法成」。時間醫學理論將人視為一個整體，更注重對人體生物活動規律的發現與應用。

例如，人體陰陽、氣血盈虧等。時間醫學理論來源於生

活實踐，同時又指導著實踐，不管是在發現人體生命活動規律，亦或者在中醫的診斷治療等方面都有廣泛的應用。例如，在揭示臟腑活動規律方面，從四時死亡病種來看，患有肺心病的人大多數死於冬季，而患有肝經疾病的人則多死於春季，患有心經疾病的人多死於夏季。再比如，時間醫學理論講究「春夏養陽，秋冬養陰。」還有很多類疾病大發生都有著季節性的特徵，例如，春季多風病，夏季多暑病，長夏初秋多溼病，深秋多燥病，冬季多寒病等等，這是一般時間規律。還有「冬病夏治」、「二十四節氣養生」等都屬於時間醫學理論中的內容。

在時間醫學理論中，還有一條與時間有關的重要規律便是子午流注。子午是指時辰，流是流動，注是灌注。子午流注將一天 24 小時劃分為十二個時辰，與十二地支相對應，與人體十二臟腑的氣血執行及五腧穴的開合進行結合，在一日十二時辰之中，人體氣血首尾相銜的循環流注，盛衰開合有時間節奏。由於時辰在變，所以不同的經脈中的氣血、陰陽，在不同的時辰也有盛和衰的變化。在前面我已經講過，人體要想保持健康，維持陰陽平衡，首先應該讓自己的生活習慣符合自然規律。根據時間醫學理論，我們可以將人的臟腑在十二個時辰中的興衰連繫起來看，是有一定道理的，它們環環相扣，十分有序。

　　而能量醫學又表明，如果我們能夠運用十二經脈在不同時辰臟腑經脈氣血的流注關係，臟腑的生命能量就能適當增強。當然，前提是，我們需要清楚地知道每天十二個時辰中對應的氣血與臟腑有什麼關係，這樣才能配合時辰做相應的臟腑保養，從而達到養生，延年益壽的作用。根據下面這幅子午流注圖來看，其中的規律不難掌握。

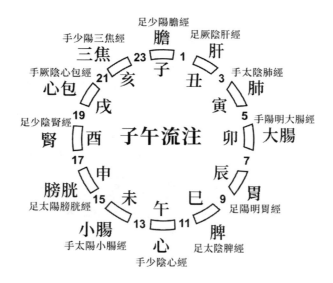

1. 手太陰肺經：流注時辰 ── 寅時（清晨三至五點）

　　此時經脈氣血循行流注至肺經，那些肺部功能不好的人表現為：經常在此時咳嗽，甚至感到呼吸困難。調節方法是可在這一時間段吃補肺的食物，如銀耳、燕窩、羅漢果等，在早上醒來，還沒有開口吃其他食品時服用最佳。

2. 手陽明大腸經：流注時辰 ── 卯時（清晨五至七點）

有的人常常天剛矇矇亮時就習慣注地肚子痛，甚至忍不住要拉肚子，這叫做「天明洩」，意味著命門火衰，從而導致大腸經不能提升而致肚子痛、腹瀉。這類人群需在這一時間補腎。如果平時經常感到口乾舌燥，或者失眠多夢，眨眼頻率過高，則表示肝火旺盛，那麼也會導致大腸疾病，引起便祕。

3. 足陽明胃經：流注時辰 ── 辰時（上午七至九點）

這一時辰是吃早餐的最佳時間，早餐的食物負責一天體力的供給，建議早餐要吃得營養、健康，並且不宜多食。

4. 足太陰脾經：流注時辰 ── 巳時（上午九至十一點）

我們知道，脾屬土，主運化水穀，這一時辰我們需靠高熱量來運化水穀。這個時間段最不宜吃冰（包括涼性食物），因為這些食物是最傷脾的，影響發育和生育。

5. 手少陰心經：流注時辰 ── 午時（午間十一至一點）

這一時間段是午睡的最佳時刻，流注心系。有心臟病的人往往在中午時心跳不自覺地加速，要知道，子、午時是人體能量最強的時刻。熱量由脾胃經提供，所以早餐一定要吃好，這樣到了此時氣血才充足，心臟才會健康。

6. 手太陽小腸經：流注時辰 —— 未時（下午一至三點）

小腸主泌清別濁，所以午餐要吃好。這時的蛋白質，脂肪能被人體有效吸收。過了這一時間段，腸胃功能就逐步減弱，出家人有句話叫「過午不食」，確有它的道理在。

7. 足太陽膀胱經：流注時辰 —— 申時（下午三至五點）

膀胱是腎之腑，不健康因素常由腎來。而腎主水，所以熬夜，過多行房，都會使女性月經過度消耗。而腎水不足則無法使身體收藏陽熱，導致禿頂等內熱雜病。

8. 足少陰腎經：流注時辰 —— 酉時（下午五至七點）

如果家裡有孩童身體不好，在三至五歲時，家長可輕輕從頭椎至腰椎指壓其脊骨兩側，可使虛熱下降。俗話說，腎臟強者才能長壽。這一時辰一定要補足腎臟，吸收陽氣。

9. 手厥陰心包經：流注時辰 —— 戌時（晚上七至九點）

心包經可主洩。心經不紥，這一時辰的人體就會感到胸悶，噁心想吐，我們可壓中指或內關等穴以消除此症。

10. 手少陽三焦經：流注時辰 —— 亥時（晚上九至十一點）

三焦經主氣，是人體血氣執行的要道。如果在這一時辰感到上肢痺症，以及人體水道不利、水腫，則可透過三焦經來化解。

11. 足少陽膽經：流注時辰 —— 子時（夜間十一至一點）

子時是一天中天地磁場最強的時刻。這個時間段，膽經將引導人體陽氣下降入於腎。經常熬夜的人，通常會膽火上逆之病難免，肝腎功能也會隨之下降。若常吃宵夜，則更容易有小肚腩。

12. 足厥陰肝經：流注時辰 —— 醜時（清晨一至三點）

常言道，肝腎一家，肝屬木，腎屬水。如果腎水不足，易燥熱。血壓高，中風人群一定要在這個時辰保養好肝腎。注重營養和休息，最好晚上十點就上床睡覺，最遲十一點前睡著。肝膽互相影響，肝臟主血，只有人體得到休息時，血液才能迴流滋養肝。此外，還要保持精神愉悅，因為肝主疏洩，過度壓抑會導致氣血不暢，長期下去會產生腫瘤，所以，心情舒暢是養肝的第一要務。

根據季節變化規律調節臟腑

了解了臟腑與每天不同時辰的對應關係，我們就可以進一步了解季節與肝臟的關係，因季養生，使身體隨著季節的變化而處於相對平衡。例如：

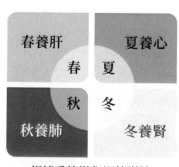

根據季節變化調節臟腑

1. 春養肝

春天這個季節通常比較乾燥，風沙很多，當然細菌也就更多。由於氣候不穩定，也是我們最容易感冒的季節，還容易發生呼吸系統疾病，導致肝火旺盛，人體免疫力低下，身體無力、睏乏，眼睛無神。

春天人體內部的氣血不足了，就算是大白天也會時常感到睏倦。可是到了晚上，春天對應你的肝氣，如果你肝陰不足，睡到半夜就醒了。

所以，在春季，一定要注意保肝護肝。可多吃青菜、水果，別忘了控制好自己的情緒，因為怒氣傷肝。

2. 夏養心

到了夏天，人的氣血都到外面來了，本來天氣就熱，再加上外面的氣血充盈，火力旺，你就會感到胸悶氣短。因為夏天對應你的心氣，心氣不足，加之天氣燥熱，就會心慌、胸悶，熱汗淋漓，所以此時有心腦血管疾病的人應該注意養心。養心可以把人參、麥冬、五味子放在一起熬製，中醫稱之為「生脈飲」。人參補心氣，麥冬清肺熱，而五味子又是收斂心氣的，所以可以緩解多汗、胸悶的症狀。

3. 秋養肺

秋季屬金，五臟中對應的是肺。秋季要順應收的養生之道，否則就會損傷肺氣，在冬天容易患腸道疾病。因為人體經絡中的肺經與大腸經緊密相關，互為表裡，被中醫視為相同的系統。肺病會累及大腸，大腸有病則會影響冬天人體儲存精氣的功能。

秋天到了，秋風掃落葉，植物的精微營養歸於根，人也一樣，氣血開始從外向裡收，所以秋天四肢無力很正常，如果你沒有「秋乏」的感覺反而不正常。秋天對應你的肺氣，而肺氣又有宣發與肅降的調節作用，可以使你的氣血順利地從外向裡走，如果你的肺氣不足，就會影響整個人體的精微避藏，群體也就無法順利地轉移。秋天潤肺自然是秋梨了，它可入肺經，潤肺、生津、止咳，有助於氣血避藏。

4. 冬養腎

冬天是「收藏」的季節，到了這個季節，所有病症的發病率是最高的。尤其是骨關節疾病。一到冬天，人的氣血完全到裡面去了，如果內部的腎有毛病，就會常常感到腰痠腿疼。所以，這一季節，人體自然也應該順應天地的變化，多穿少露，多睡少思，多靜少動，盡量減少自己的消耗。冬天對應人的腎氣，是養腎、補腎的最好時節。

　　雖然四季變化有一定的規律，但是，季節的變化對人類健康的危害是很難預料的，因為它具有潛在的影響和作用。另外，季節變化還會對生命和自然環境產生影響，這就為我們在養生上帶來了困難，從而對疾病的流行更難把握。所以，每個季節都有其主導的型別，掌握季節的變化特徵有助於利用環境來養生。而順應季節變化的規律和特點，調節臟腑功能，從某種程度上就可以達到防病健身，健康長壽的目的。

第十一章
排毒養生

> 　　身體被毒素入侵是體內健康環境發生變化的重要原因。例如，農藥汙染、水汙染、空氣汙染、輻射汙染、裝修汙染、細菌、病毒等等。甚至不順四時作息導致邪風賊氣的入侵體內，以及藥劑的副作用，不良生活、飲食習慣，精神壓力……這些都是將使我們的身體變成一個大垃圾場的重要因素。當毒素堆積時，最重要的便是「釋放」。

■ 排毒為養生之本

　　在中醫經絡學中，有一句名言叫「通則不痛，痛則不通」。的確，要想排毒，首先要打通人體的經絡。人體內的氣血經絡宛如河流一樣，只有暢通無阻，才能滋潤全身的臟腑，淤積在體內的毒素才能排出去。尤其是中老年人，由於身體新陳代謝的速度減慢，細心觀察會發現，我們得的許多病都和「諸」、「淤」、「憋」有關。因此，第一時間疏通經絡，排除身體不需要的毒素和廢棄物，才能給身體「減負」。

　　人體是由通道系統構成的「網路」，而這一「網路」中，消化道、呼吸道、血管、淋巴管、尿道、皮膚是人體的六大排毒管道。但是由於長期、大量、穩定的毒素垃圾、代謝廢物、病理物質堆積如山，堵塞了人體的排毒管道，所以嚴重影響了這些管道排毒、輸氧的基本功能，最終導致人體處於代謝失調、營養失衡的亞健康或疾病狀態。

　　幾個月前，一位友人為了減肥，花了上萬元做了抽脂手術，說是吸出了兩大可樂瓶的「豬油」，術後三個多月我見到了她，「欣喜」地發現，她的體重又反彈了。

　　大家都知道排毒是美容養顏、強身健體的好方法，也是養生之本。但是如何正確排毒，則卻是公說公有理，婆說婆有理。有人抽脂，有人洗腸，也有人絕食……就拿洗腸來說，長時間反覆刺激腸道，會導致腸管麻痺，短時間內看似有效，長時間內卻會破壞腸道的代謝功能，假以時日又要洗腸。絕食排毒不同於「節食」，不正確的節食會導致乏力眩暈，血糖下降，一走三晃，眼冒金星，這種病態的美不要也罷。

體內垃圾造成通道堵塞，毒排不出去？

　　有數據統計：人體內有 3 至 25 公斤的垃圾毒素，而且每年以平均 0.6 公斤的速度在累積。這些體內垃圾既有水中的鹵化物、蔬菜水果中的殘留農藥以及肉類中的激素物質，也有家用普通清潔劑中的化學成分、空氣的汙染、家居環境的汙

染，更有看不見、摸不到的無形因素所導致的體內垃圾，例如外界的「風、寒、暑、溼、火、熱、痰、飲」，自身的不良情緒、生活壓力等等，都可以導致體內毒素垃圾的產生。

其中，最主要的便是來自於消化系統由於不完全消化所產生的垃圾，以及腸道內未及時排泄的「宿便」。宿便內殘留的毒素可導致一百多種疾病，最恐怖的便是增加了我們罹患結腸癌、直腸癌的機率。

因此，從淋巴管、血管，到排泄系統、皮膚、呼吸系統、泌尿系統要多管齊下，打通這些人體排除體內毒素的通道。為此我們有必要了解一下自身的排毒過程，以便在體內排毒通道堵塞時及時扮演好「交警」的角色。

通則不痛痛則不通，五臟六腑都怕淤

症狀	表現	成因
氣滯	氣「堵」在哪，哪裡就會感覺不適。脾氣滯則胃納減少，脹滿疼痛；肝氣滯則肝氣橫逆，脅痛易怒；肺氣滯則肺氣不清，痰多喘咳。氣滯嚴重甚至可能是血瘀的前奏。	性格內向、因為小事斤斤計較、情緒抑鬱、過量飲酒、缺少運動鍛鍊等，都會造成氣滯。
血瘀	運行受阻往往因為血流不暢，鬱積於經脈或器官之內呈凝滯狀態，就會出現不同程度的血瘀，導致臉色淡白或晦滯、氣少懶言、疼痛如刺、身倦乏力、舌淡暗或有紫斑等表現。	現代人很容易心浮氣躁，進而影響血脈運行。精神緊張、過度勞累、應酬多、焦慮、吃得太油膩等，也會導致血瘀。

痰濁	痰包括肺胃之痰、痛病處等外在之痰，以及停積於臟腑血脈之中的潛在之痰。痰的危害範圍無處不到，既可因病生痰，又可因痰生病。	飲食勞倦、臟腑內傷、情志鬱結等均可引起。現代人生活作息不規律，情緒大起大落，不注意鍛鍊等，都會為生痰埋下基礎。
溼聚	溼是「萬惡之邪」，被溼氣包圍後會「溼重加裹」，使人時而無味、胖而無力、睏倦無力。	飲食不規律、不愛運動、成天宅在家裡、睡眠不足、吸菸喝酒、久居寒涼陰冷之地等，都會加重溼氣。
熱盛	身體積熱，就會上火，帶來一系列不良影響，出現目赤紅腫、口舌生瘡、煩躁易怒等症狀。	不愛喝水、室內通風差、辛辣食物吃太多、不愛吃蔬菜水果等，都會「火上澆油」，使得熱盛傷津。
寒凝	寒邪堆積在體內，會損傷陽氣，出現肢冷、下腹疼痛、畏寒、月經失調等症狀。	愛吃冷飲，貪圖涼快，長期待在冷氣房，不注意腰部、頭部等部位的保暖，不愛運動等，都會加重寒氣。

■ 加速細胞代謝

　　人在生命活動中產生的代謝產物和「垃圾」稱為「毒素」。要想加快排毒的速度，就要想辦法加速細胞代謝。把壞死的、被毒素侵染的細胞排出去，新的、好的細胞才會生成，有生存的空間。正所謂「舊的不去，新的不來」。如果

體內的毒素始終呈排不出的「淤積」狀態，那麼，你做再多的排毒功課也是無用功。

　　細胞代謝，是微觀的，而新陳代謝，是宏觀的。普遍意義上的代謝包括能量和物質代謝，而新陳代謝則主要指生物體的代謝。細胞代謝則更強調細胞的能量和物質代謝。人體本身的新陳代謝就是為了支持體內細胞的代謝。想要加速細胞代謝，排除體內毒素，主要有四個途徑：肝臟分解、腎臟過濾、皮膚排泄和腸道排泄。

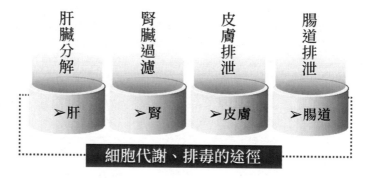

細胞代謝、排毒的途徑

肝臟分解

　　肝臟被成為「血液的過濾網」。這是因為人體所有從腸內吸收完各種物質的血液，在被輸送到身體的其他部位之前，都必須先流經肝臟。這一過程中，我們的肝臟會像電腦一樣，自動辨識血液中的物質哪些是人體需要的，哪些是人體不需要的「垃圾」，再逐一將其分解、排除。因此，肝臟是加速細胞代

謝的重要「解毒」器官。當裝滿了毒素的血液大搖大擺地經過肝臟時，肝臟便會透過一系列的化學反應將其攔截，主要展現為將有毒物質分解成無毒或低毒物質，然後重新上路。就算某一物質毒性較強，肝臟也能將其溶解、稀釋，接著隨泌尿系統排出體外，從而造成保護有機體、排除毒素的目的。

　　常見的對人體有毒的物質包括：咖啡因、藥物、酒精等等，尤其是不小心吃下的食物中含有某些重金屬。肝難以將重金屬徹底分解排除，那麼殘留的重金屬就會滯留在體內，危害細胞健康。試想，當你和友人舉杯、豪邁對飲或者依賴藥物、毒副作用發生之際，若肝臟停止了工作，毒素便會蜂擁而至，外國一名研究學者預言，就算是一頭勇猛的大象，恐怕也會被毒死。肝臟不僅能分解、排除毒素，還具備再生能力。儘管如此，我們也不能將希望寄託於手術、再生，而是要從現在起，根據上一章講到的方法養肝護肝。

腎臟過濾

　　毒素不僅透過肝臟的作用解毒中和，而且還可以透過腎臟過濾毒素，腎臟是人體最重要的排毒器官，人體 80% 的毒素是透過腎臟排出的，人不吃飯可以活 20 天，腎臟不排毒，人最多活 5 天。

　　中醫認為：「人之衰老，腎臟先枯，累及諸臟。」但通常人到 30 歲以後腎臟的排毒功能便開始減退。據統計，全

球每年有 7,000 萬人需要換腎或死於腎臟疾病、尿毒症等，全球 45 歲以上的人群中，72% 的人的腎臟長期處於亞健康狀態。中醫說腎主水，腎虛則口乾舌燥，耳鳴且聽力差。當血液中有過多的垃圾和毒素，腎臟的工作負擔就會加重，人體便會有疲倦無力，懶散嗜睡的感覺。垃圾和毒素得不到清除，如果再加重，就會出現腎功能障礙，甚至腎衰竭，從而導致尿毒症的發生。

和篩沙一樣，當帶有毒素的血液流經腎臟時，人體的腎如同篩沙的過濾網，過濾血液中的毒素，以及蛋白質分解後產生的廢料，過濾後的毒素被排入輸尿管，透過尿液排出體外，剩餘的便是對人體有益的水穀精微物質。

總之，腎臟所藏的腎精是維持人體生命活力的基礎物質，腎系統每天要過濾約 200 公升的血液，將人體新陳代謝的毒素垃圾排出體外，所以說人體排毒腎為先。腎臟在不斷吸收身體所需營養物質的同時，透過尿道把垃圾毒素排出體外，從而保持人體內水分和電解質的平衡，控制人體鉀鈉平衡，最終維持人體體液循環系統的動態平衡。

皮膚排泄

《素問·皮部論》中這樣說道：「凡十二經脈者，皮之部也。是故百病之始生也，必先於皮毛。」這說明十二皮部與經絡、臟腑有著密切連繫。而中醫皮部論認為人體經絡系統

內連臟腑、外連皮部，人的皮膚被經絡皮部分為十四部分，分別排泄臟腑毒素和反映功能訊息。

實際上，皮膚是我們人體用來抵禦細菌、微生物和病毒等侵襲人體的重要防線。皮膚不但能防止體表的水分蒸發與散失，皮膚中的汗腺還能幫助人體排汗。眾所周知，汗水是由鹽分、尿酸、尿毒等廢物所組成。因此說，皮膚也是我們人體排毒系統的一部分。我們身體中的大部分毒素都由汗液分解，排出體外。

腸道排泄

有人粗略地計算過，全球所有人每天的排便總量高達 100 多萬噸。要想保持健康，就必須讓腸道幫助你排出體內這座人造「喜馬拉雅山」。

我們每天吃進體內的食物，未被消化的殘渣便停留在腸道內。一部分水分會被腸道壁的黏膜吸收，其他殘渣將在腸道細菌的腐敗和發酵的作用下形成糞便排出體外。腸道內有許多「管控內細胞」，這些細胞是比普通細胞還要小的微粒，長期存活在腸道內。腸道內的細菌既包括「有益菌」也包括「有害菌」。其中，「有害菌」不但會竊取我們攝取的營養物質，還會吞噬在腸道內長期停留的食物，製造新的毒素。甚至還會在腸道裡像老鼠一樣四處打洞，傷害你的腸道壁，最終損害你的皮膚、器官和內分泌系統，甚至形成腸炎、腸癌

等多種疾病。對此，我們在平時應養成講究衛生的好習慣，避免「有害菌」的人侵，千萬不能好了傷疤忘了疼！

■ 學習自我排毒

人是由細胞組成的。每天細胞都會面臨新生與死亡。經過這一吐故納新的過程，我們重新獲得的新細胞、組織、器官自然也是強壯的、健康的。所以，自身排毒的關鍵是，如何對細胞進行清潔、調理，及時清內毒、排外毒。確保新老細胞的自然、健康。只有解決了區域性問題（細胞），我們身體整個的機能才會是完整、健康的。

西方醫學認為，人體就像一臺機器，而人體器官就像機器裡的「零件」。任何一個「零件」壞了都可以修理，倘若修不好那就換新的。可現實總是事與願違。打個比方，上帝在創造人類時，每個人都是一種型號，就算有同卵雙胞胎，人的樣貌也不會完全重合。賓士的發動機雖好，若裝在桑塔納上效能也未必好到哪去，因為並不匹配。因此，儘管醫學技術越來越發達，但幾乎所有的移植效果只是形似神非、牽強附會。如果移植的細胞真的可以取代人體本來的細胞，那麼羅京在幹細胞移植手術成功不久後，就不會悄然離世。

西醫治病的原則向來是頭痛醫頭，腳痛醫腳。而環境養生則是靠天地人和諧統一的智慧。

世間萬物的生命是如此神奇，說到底都蘊含著類似的大智慧。換句話說，這些「雷同」不會僅僅是個巧合而已，宇宙中萬事萬物都是互通有無的，具體皆可劃分為三個層次。因此，清內毒、排外毒也可以透過三個層次來實現——「釋、扶、養」，這也是《黃帝內經》中「治未病」的精髓。

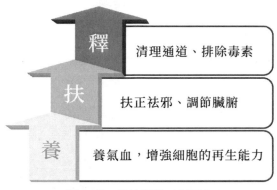

釋　清理通道、排除毒素

扶　扶正祛邪、調節臟腑

養　養氣血，增強細胞的再生能力

清內毒、排外毒的三個層次

《黃帝內經》中提到：「聖人不治已病治未病，不治已亂治未亂……」自然療法所倡導的「釋、扶、養」養生觀正是一種有病，干預；無病，強身，從而將疾病扼殺在搖籃中的自然養生之道。

釋 —— 清理通道、排除毒素

《黃帝內經》中，將「風、寒、暑、溼、火、熱、痰、飲」等等都歸結為人體內的「邪毒」。

由於這些「邪風賊氣」聚集體內，阻塞了經絡、從而導致管道堵塞，這就好比高速路上的汽車，原本一路暢通無阻，結果僅僅因為一輛車出了事故，結果一輛接一輛地堵著。這也是為什麼一堵全身堵了，包括心腦血管堵塞、體液變酸、運化不良、細胞缺氧，自由基氧化腐蝕，進而打亂了五臟六腑的系統，陰陽失衡，百病纏身。

而西醫認為，人體內蛋白質、脂肪、糖等基礎物質，在新陳代謝的作用下產生了大量廢物，而這正是導致體內毒素堆積的原因所在。

同時，中西醫一致認為，身體外部的「毒」的入侵也是體內毒素堆積的重要來源，例如，農藥汙染、水汙染、空氣汙染、輻射汙染、裝修汙染、細菌、病毒等等。甚至不順四時作息導致邪風賊氣的入侵體內，以及藥劑的副作用，不良生活、飲食習慣，精神壓力……這些都是將使我們的身體變成一個大垃圾場的重要因素。

所以，當毒素堆積時，最重要的便是「釋放」。而「釋」也就成了自然養生療法的第一步，透過這一環節達到清理通道、排除毒素的垃圾清理效果。

扶 —— 扶正祛邪、調節臟腑

不管中醫或西醫採取多麼先進的科學儀器，多麼高明的治療方式，都會在我們人體治癒後留下一定的邪毒垃圾，對

人體產生副作用，甚至於復發症、併發症。例如按照西醫診斷方式需要終身服藥的高血壓、糖尿病，再如心臟病、婦科炎症和慢性病。

這就好比消防隊滅火，幾經努力，最終大火是被滅了，但現場一片狼藉，還需要清理。

所以說，清潔之後一定要扶正氣、調臟腑。

排毒僅僅靠一個步驟是不夠的，中國古代著名的醫學家張仲景提出了治病八法「汗吐下和，溫清消補」，大多數疾病之所以能夠徹底治癒，是因為多種方法、多個步驟共同配合的結果，最終達到人體內「正氣」與外界「邪氣」「調和」的結果。

因此，清內毒、排外毒的第二步，就是要繼續調節，扶正祛邪、調整臟腑，從而達到「陰陽平衡，陰平陽祕」的調和功效。

養 —— 養氣血，增強細胞的再生能力

為什麼愛滋病是絕症？

是因為它破壞了人體中與生俱來的好細胞，免疫力下降，把一個原本健康的人變成了手無縛雞之力的人，一切微小的風吹草動都有可能是致命的打擊。

同樣感染了新冠肺炎，為什麼有的人就能很快康復，而有的人則不幸離世？也正是由於每個人免疫能力的大小所致。

人維持生命的根本是「血」，消耗過多的血氣則會導致血虛；男人的根本是「精」，消耗過多的精氣則會導致腎虛。簡單來說，「血」與「精」的根本都是「氣」，氣的虧耗導致氣虛。

所以說，清內毒、排外毒第三步便是要養 —— 養氣、養血、增強自癒能力。

如果人體能夠使先天的氣與後天的氣相結合，人體的免疫能力就會大大提高，細胞的再生能力也會隨之提高。

釋、扶、養三者之間是彼此影響、促進的關係，單一孤立的步驟很難達到清內毒、排外毒，天人合一、享樂天年的境界。因此，我們一定要一步到位做好這個三位一體的大工程！

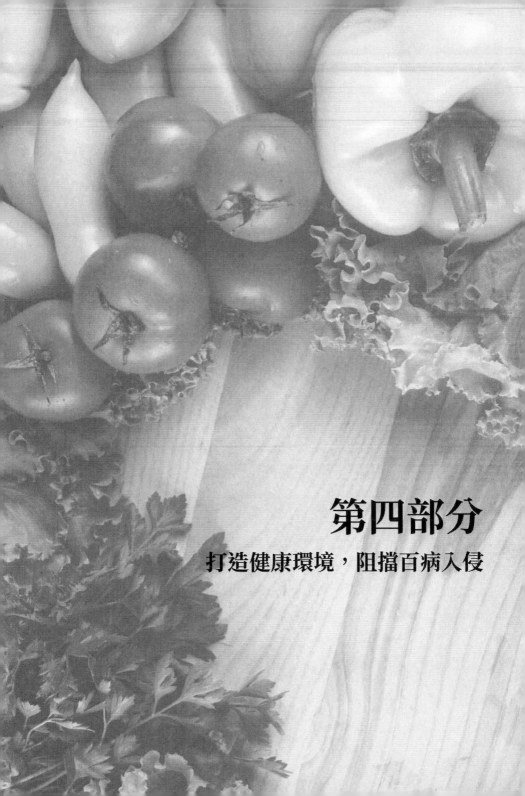

第四部分

打造健康環境，阻擋百病入侵

第十二章
居家環境：打造宜居空間，疾病隨風而逝

> 佛說：「一花一世界，一木一浮生」。日常起居的小環境裡也有養生的大學問。如果我們平時就注重健康管理，選擇適合人體居住、養生的環境，打造人體健康氣場，獲得健康正能量，就可以實現天、地、人的和諧統一，從此告別疼痛、預防疾病。百病不侵才能永保健康！

■ 將養生元素放入居室布局

人之一生，有大概一半以上的時間都是在居家環境中度過的。所以，根據個人的體質特點，從實際出發，因地制宜地選擇、打造適合自己和家人居住的居室，創造舒適寧靜、科學合理的居家環境就顯得尤為重要，這樣才能保障身心健康，更好地管理我們的健康。

從古至今，中國人就很重視選擇居家環境，認為適合的居家環境除了能為我們的生存、生活提供必要條件，也利於

我們利用大自然中對身體有益的各種要素，讓精神更愉悅、身體更健康。

關於居室的選擇與人體健康，中國歷代學者在這方面都做過相關研究。譬如史書《遵生八牋》中就有「居室安處」的論述，而《太平御覽》中更有一章專門講「居處」話題。

如今，許多家長在為孩子購房時都沒少下功夫，裝修也不例外。一個重要原因就是做父母的都想為孩子打造最好的居家環境。但現在很多年輕人，更注重個性化、時尚的裝飾，已經不是很講究居家布局了。什麼樣的「怪味」裝修都有勇氣搬回家。其實，許多傳統的居家布局和養生知識還是值得我們學習的。這不是封建迷信，而是為了健康，為了讓家成為真正能讓我們的休養生息的港灣。因此，掌握一定的居家布置技巧，還是很有必要的。

根據多年的經驗，我總結了一些易學的環境養生智慧。在此給大家簡單說明家庭居室應該如何布局才最利於養生。特別希望能給年輕的朋友在裝修時一些必要參考。綜合古今環境科學的理論和現代的養生方法，對於絕大多數人而言，一個理想的居家環境應該從下面幾個方面考慮：

第一個方面：居室布局之臥室、客廳和玄關的布局

要想打造一個利於人體身心健康的居家環境，就要考慮不同的居室功能的布局和設計。首先要考慮的就是臥室、客

廳和玄關 —— 這也是一般家庭裝修時會優先考慮的要素。那麼，究竟該如何為臥室、客廳、玄關進行布局，為在居家環境中養生創造有利條件呢？

1. 臥室

臥室布局的注意事項，如下表：

臥室布局的注意事項

臥室要素	布局關鍵	注意事項
整體布局	布局方正大氣為宜，適當養些綠植，利於睡眠。	臥室布局以方正大氣為宜，避免臥室中有柱角和家具的直角直對床，這樣會使人感到煩悶，不但影響健康，亦容易造成精神不穩定。如果臥室是長方形的可以將床鋪的方向調整到順著臥室的長度方向，然後在臥室的中間用矮櫃隔斷，使臥室分成大致呈正方形的兩個區域，矮櫃上還可種些綠植，這樣有助於人的安眠。
大小	大客廳、小臥室。	臥室大小有學問，現在的戶型設計流行大客廳、小臥室。這一設計十分符合環境養生學，因為這種氣場喜聚不喜散，利於人體「養氣」。
位置	最好在房子的中央	港臺的一位現代家居裝修大師認為，睡在位於房屋中央的臥室，是帝王之兆，有利於發展仕途。當然，現在絕大多數的房子達不到這個標準，所以我們不勉強布置。只要，不要一進大門先看到的是臥室就可以。否則，一進門看到臥室，最好想辦法調換一下。另外，臥室位置最好在陽光充足的地方，光線太暗容易使人心生煩悶。

色調	以溫馨素雅為宜，不要太過新潮，也不要布置得琳瑯滿目，過於奢華。金光閃閃的飾物尤其不宜。	臥室色調如果人陰暗，如深綠、深紅、深藍、深灰色等，容易使住者心情不爽朗，忌用；新家具及裝潢之木材，忌黑檀、黑色，以免加重人的沉重心情；牆壁及家具、窗簾盡可能不要用粉紅色，會使人產生腦神經衰弱、慌恐、不安、易發脾氣；臥室天花板不可有五光十色，奇形怪狀的裝潢，不利於養生，避免百病叢生。
門	不要將臥室的門和房屋的大門連成一線。	這樣的結構，會使房屋大門進來的氣直沖進臥室中，臥室中如果吸引的不良之氣或者寒氣太多，就會對健康不利。
床	床頭不靠空，不壓迫。床頭櫃少放物品，包括鏡子。	根據環境磁場學原理，床頭應向西北，忌東西，尤其是以北為好。我們應盡量將床南北放置，床頭靠北，不要將床東西放置，床頭向西。另外，床頭不易靠空，否則易缺乏安全感；床頭櫃上，不可放音響，以免引起腦神經衰弱或口舌之災；床頭不宜橫梁壓頂，有壓迫之兆，壓迫感過重，使夫妻時生惡夢；床頭不要放菸灰缸，除了防火災，在密閉的臥室中吸菸，不利於揮散，整晚呼吸二手菸，易得肺癌。最後，床前、左、右，最好不要放鏡子，以免引起心裡不安。

窗	窗不要太多、太低。床不要放窗前。窗前不要擺放裝飾物	居室的窗不要太多或太低，只要在室內空氣流通就沒有問題。另外，不要將床頭靠窗放置，否則太靠近窗口，易受風寒易驚；若窗與街道太近，睡眠時就像睡在街頭一般，遇到打雷閃電或燈光照射，會因而導致睡眠不足和心理恐懼。並且睡眠時若一不小心，便會弄破玻璃或造成人命傷亡的慘劇；尤其是兒童之睡床更不應該太靠近窗臺，因為他們好奇心重，往往會被窗外事物所吸引而向窗外望或探出窗框，很容易發生意外。所以，不宜將床頭擺在窗前，切記。另外，臥室窗口最好不要掛風鈴等裝飾物，易使人頭暈，心浮氣躁，不利於健康。
地板	地板應避免潮溼，保持清潔。	臥室地板應以淺色為主，最好不鋪地毯，容易潮濕生霉氣，傷氣管，尤其鋪長毛毯更不利於健康。另外，如果床是帶四個腳的，那麼床下的地板上最好保持空曠，切不可將床底下的地板當成垃圾堆或儲藏室。因為床下的地板是不可能經常打掃的，無法保持長久的清潔。想像一下，你每晚睡在一堆垃圾上面，身體怎麼會好呢？

| 屏風 | 選好材質，不宜太高，以免影響空氣流動。 | 常有朋友問我：「我看屏風挺漂亮的，我想在家裡使用屏風有什麼講究嗎？」其實，屏風一般陳設於室內的顯著位置，發揮分隔、美化、擋風、協調等作用，如果你要用，最好在需要遮擋的地方用。比如，在會客廳可以用，將會客廳用屏風隔成聚氣的若干小氣場，使自己處於「生氣」、「延年」等好氣場之中，就會對自己的身體健康比較有利。
另外，在選擇家居屏風時，還要考慮兩點：一要選好材質：最好是選用木質的屏風，包括竹屏風和紙屏風在內，都屬木質屏風。金屬的屏風最好不要選擇，因為金屬會影響環境的氣場。另外，屏風的高度不可太高，否則不利於氣場的氣流循環，為人體健康帶來隱患。 |

　　遵照以上幾點，我們就能打造一個好的居家環境，為自己和家人健康帶來助益。

2. 客廳

　　客廳是一家人的「公共空間」，不僅是家庭生活的重心，更是接待客人的場所。因此，客廳的布局，關係著全家人的健康、事業、名望等興衰的重要場所。在客廳的布局、設計上也是很有講究的。

客廳布局的注意事項，如下表：

客廳布局適宜

客廳要素	宜這樣布局	注意事項
整體布局	設在住家的最前方	進入大門後首先應看見客廳，而臥房、廚房以及其他空間應設在客廳後方。現在很多樓盤設計的房子一進門先看見餐廳、臥室等等，這使空間運用配置顛倒，會造成人體健康走下坡路。另外，會客廳設在整幢房子的正中間，也就是整套住宅的心臟部位，利於家人健康。
裝修	遵循「天清地濁」的原理。	根據理氣的原理，客廳的裝修要遵循「天清地濁」的準則，清氣輕而上升，濁氣重而下降，因此有「天清地濁」的說法。為符合「天清地濁」的原理，我們在裝飾客廳的時候，天花板不論用什麼材料，都應該比地板和牆壁的顏色淺，否則會讓人產生頭重腳輕的壓迫感，久住不宜。
裝飾	多用圓形的裝飾物，預示「圓融」、「團團圓圓」。	客廳應多使用圓形造型的裝飾物，因為客廳是一家人和眾多親友相聚的地方，最需要營造出圓融、融洽、活潑的氣氛。在無形中，圓形屬陽，是動態的象徵，所以圓形的燈飾，天花造型，以及裝飾品具有引導溫馨、營造熱鬧氛圍的作用。
整體設計	不易規劃在動線內	客廳是「聚氣」的地方，應該注重穩定性。如果將客廳規劃在一個動線內，我們就會走動得過於頻繁。如果把客廳設置在通道的動線中，還會導致家人在聚會或有客到訪時受到干擾。當我們的人際關係受到影響，往往健康也會變得脆弱。

色調	不宜陰暗	客廳應以明亮的色調為主，這樣才能帶來好運。太暗的色調容易使人心情壓抑。並且為了保證光線充足，客廳的陽臺上要盡量避免擺放太多濃密的盆栽，以免遮擋光線。
地板	不宜高低不平	客廳地板不宜有過多的階梯或製造高低的分別，而是要平坦。因為高低不平會導致家人行走不便，且容易出意外。自然會影響到健康。
橫梁	不宜有梁橫跨	客廳若有梁橫跨，容易形成壓迫的感覺，我們坐在橫梁下容易精神緊張，而導致健康不振。所以，應盡量將橫梁遮掩在夾層的天花板裡。
裝飾面	不宜亂掛猛獸圖畫	客廳如果懸掛的圖畫是花草、植物、山水或是魚、馬、鳥、白鶴、鳳凰等吉祥動物，通常沒有什麼禁忌。但如果懸掛的是龍、虎、鷹等猛獸時，則不要考慮，如果一定想掛這類畫，則要注意將畫中猛獸的頭部朝外，以形成防衛的格局，這樣才符合環境養生的準則。
古董、雜物	不宜塞滿古董、雜物或裝飾品。	一來容易堆積灰塵，影響氣流暢通，二來容易使人氣血不順，健康衰敗。
沙發擺放	沙發不宜過多，以兩、三件為宜。	客廳中沙發的數量過多，勢必導致沙發在擺放位置上產生兩兩相對的情形。從心理學的角度來看，容易使家人之間難以溝通，產生意見分歧，甚至導致口舌糾紛。

| 金屬 | 不宜過多使用金屬 | 在客廳中使用過多金屬材料，會給人一種冷冰冰的感覺，缺乏溫馨之感。加上磁場紊亂，不但有礙身體機能，更易因判斷錯誤而遭來是非、破財等厄運。如果一定要用，則要少用即可，千萬不可多用，或只適用於餐廳。 |
| 其他禁忌 | | 客廳最好不要靠在廚房、廁所的門口及旁邊，也不要在靠廁所牆，客廳也忌放大面積鏡子，此類裝潢只適合餐廳或類似於卡拉 OK 等公共場所。另外，客廳入門的那面牆壁忌設凹入牆面的壁龕，客廳靠近門一邊的牆壁最好不要成凹凸狀，而要平整。 |

　　注重健康和浪漫的人，都會特別注重客廳的布局。如果忽略了這些居室布局原則，遵照以上幾點，我們就能幫家人打造一個利於健康、養生的好環境。憑一己之喜好，往往會弄巧成拙，無異於花錢買罪受。

3. 玄關

　　玄關布局的注意事項，如下表：

玄關布局注意事項

布局關鍵	注意事項
私密性	玄關是入門處的一塊視覺屏障，避免外人一進門就對整個居室一覽無餘。並且玄關也是家人和外人進出門時停留的迴旋空間，在設計上要將功能性和隱密性結合起來。

與整體設計相呼應	玄關的設計，還應充分考慮與整體空間的呼應關係，使玄關區域與會客區域有很好的結合性和和過渡性，應讓人有足夠的活動空間。
功用	另外，玄關布局還要考慮它的功用，比如換鞋、放傘、放置隨身小物等，應設置一定的方便設施。
玄關的保持	最後，玄關要保持明亮，美觀，清潔。

遵照以上幾點，我們就能打造出一種一進門就有賞心悅目之感的養生環境，且能保持氣場良好的調和，對人的身心健康有益。

第二個方面：居室布局之書房、廚房、餐廳、廁所的布局

上面我們講的臥室、客廳、玄關的布局設計。由於這些都屬於房屋在家居環境中的主體部分，所以我將其歸為一類闡述。書房、廚房、廁所等雖然不是居家環境中的首要考慮因素。但是這三者也缺一不可。因此，我們有必要學習書房、廚房、廁所的設計知識，好好設計並打造一個有利於養生的環境。

書房、廚房、廁所這些「小環境」雖然不大，但是在家居生活中也發揮重要的作用，如果不精心打造、布局，也會為家人的健康帶來危害，所以下面我們就一起來學學這些居室的布局。

1. 書房

好環境的書房布局有什麼講究呢?請看下表:

遵照以上幾點,我們就能打造出一個利於學習、思考的書房,對人的身心健康有益。

書房布局注意事項

布局關鍵	注意事項
門的朝向	不能正對廁所、廚房,否則會引入穢氣,導致人身體和精神不佳。
家具色調	宜用深色,如栗色、深褐色、鐵紅色等端莊、凝練、厚重、質樸的色調,這樣的色彩能夠穩定人們的情緒,有利於思考。
燈光照明	書房的燈光照明以日光燈和白熾燈搭配使用為好,不能用光芒刺眼的色燈進行裝飾,並且要避免用落地大燈直照後腦勺。
書桌擺放	書桌最好不要擺在房間正中位,也不要背對門。因為背對門讀書、學習都易受到干擾,不易集中精神,長此以往有患精神疾病的風險。另外,書桌不能放置於橫梁下,也不宜擺放在陽光下,否則容易引起人的高度緊張,影響工作與學習。最後,書桌上的物品擺放要做到整齊有序。這樣才能讓我們時刻保持靈活清晰的頭腦。

2. 廚房

好環境的廚房布局有什麼講究呢？請看下表：

廚房布局注意事項

布局關鍵	注意事項
避免開放式設計	現代人越來越重視廚房的布局設計，很多開放式的廚房搬進現代家居中，其實，我並不建議將廚房設計成開放式，因為廚房畢竟會產生汙染物，比如每天做菜時難免會有些油煙。如果一味講究「開放」而不注重環境的養生，在廚房做出來美味再有營養，身在廚房也是對身體無益。
爐灶朝向	根據五行生剋的理論，東方屬木，南方屬火，所以爐灶宜朝向南方火旺方位為佳。另外，廚房的爐灶最好不要對著大門、冰箱和臥室的門。
廚房電器	廚房電器類不可放置太多，廚房陽臺走到不可對火爐。否則容易導致身體不順，脾氣暴躁，易神經質等。如果能避免盡量避免，以免對身體健康帶來不利的影響。

遵照以上幾點，我們就能打造一個利於養生的廚房環境，為自己和家人健康帶來助益。

3. 餐廳

好環境的餐廳布局有什麼講究呢？請看下表：

餐廳布局注意事項

布局關鍵	注意事項
格局	餐廳格局長方型或正方形的格局最佳，也最容易裝潢。
方位	餐廳最好不要正對房屋大門，若真的無法避免，可利用屏風擋住。餐廳應避免利用鄰近廁所的空間當餐廳，如果難以避免，餐桌應盡量遠離廁所。
位置	餐廳應位於客廳和廚房之間，位居住宅的中心位置。這樣的布局增進親子間關係的和諧。如果是上下層樓的複式建築，那麼餐廳切忌位於上一層樓廁所的正下方，避免心情被壓制。
裝潢、照明	由於餐廳是進食的區域，所以根家庭的健康財富大有關係。餐廳應採用亮色的裝潢和明亮的照明，以增加能量，蓄積陽氣。在此處放置植物更可增加陽氣和財富。
擺設	餐廳是喜陽性的空間。為了增加陽氣，祖先畫像或古董家具等屬陰的物品最好不要擺在餐廳。陰氣太重則對健康有害。另一方面，陽氣過盛又會造成健康失衡。
屋角、橫梁	尖銳的屋角和梁柱會放射一定的有害之氣，我們應用家具和盆景化解屋角，同時要避免坐在梁下，如果無法避免，可裝設仰角照明燈，燈光直射屋梁。
餐桌	最佳餐桌造型以圓形或橢圓形為好，避免尖銳的桌角。如果使用方形的餐桌，則避免坐在桌角，以免被扎傷。
鏡子	在用餐區裝設鏡子，映照出餐桌上的食物，有使健康加倍的效果，這是家中唯一可以懸掛鏡子映照食物的地方，其他地方最好不掛。

| 餐具 | 華人一直以來習慣用筷子和湯匙進食，避免使用尖銳的刀叉，防止被扎傷。 |
| 餐桌禮儀 | 進餐時發生口角是既不禮貌又傷害身心健康的事。所以用餐時，一家人一定要和睦，避免在用餐時訓人或爭吵。 |

遵照以上幾點，我們就能打造一個利於養生的用餐環境，為自己和家人帶來助益。

4. 廁所

好環境的廁所布局有什麼講究呢？請看下表：

廁所布局注意事項

廁所布局關鍵	注意事項
位置	廁所不宜設置在南方、西南方或北方，也不宜設置在房屋中間。廁所與廚房的相對位置也有講究，兩者不宜緊鄰。
不宜亂改裝，保持整潔	廁所不宜改為臥室。另外，廁所宜隱蔽，同時應保持清潔，空氣流通，才不會危害人體健康。

遵照以上幾點，我們就能打造一個利於養生的廁所環境，為自己和家人帶來助益。

實際上，本節講述的居室布局知識是一般家庭室內都會遇到的布局問題。當然，還有個別的家庭是別墅、四合院，那麼居室的房間和功能就更多了，我們可以分開處理，不必

生搬硬套。由於篇幅的限制，不再贅言。可以肯定的是，在一般家庭中，我們居室的布局完全可以參考上述內容。無論怎樣，最終都要以實用、利於人體健康為基本原則，願我們每個人都能打造出好環境、好氣場，好居室。

■ 五行與居住方位的選擇

根據中國地理和五行知識來看，東方屬木，南方屬火，西方屬金，北方屬水，中央屬土。而我們人類先天就配有五行，如一個人屬木。那麼，如果這個人居住在中部，那麼他就會因木得土之氣而生發更旺。相反，他若是到了西部去，就很容易被金氣所傷。同理，我們也可以根據個人體質和五行，來選擇對身體健康最有益的居住方向。

心氣不足的人應該選擇南方居住

五行中，心對應的方位是南，所以一定要居南位，保證南位不缺失，心氣才會充足。心氣不足的人，除了要盡量居住在南方位外，另外，還要根據陰陽和五行來為心氣不足的人在家居環境的南方位作些必要的環境調整。

心氣不足的人擇南而居注意事項

關鍵	描述
防熱，避免上火	南方屬火，屬熱，對應紅，五金就對銅，五祀對應灶，所以在心氣虛者除了要居住在居室的南部位，還要注意防熱、防火氣過重。
紅色養心	值得一提的是，窗簾可以選用水波簾，如粉紅色的水波簾來遮擋光線，水火相交可以平衡陰陽。紅色養心，對心氣虛也有益。平時可以多吃紅色食物，如大棗、紅豆、紅糖等。
避開廚房	廚房屬火，所以在南方，心氣不足的人在居住時，盡量要避開廚房，如果不能避免，也要注意盡量少用，尤其是在盛夏時，要注意心氣虛者南方位的防暑避暑工作。
擺放銅葫蘆	可以在心氣不足之人的居住環境中，擺放一個銅葫蘆，一是增加房屋的銅的使用，滿足心在五行中對應的五金銅，增加環境中的銅元素對養心有益。此外，銅葫蘆是環境養生中常用的物品，用銅葫蘆對人心氣虛者養身，養心，恢復健康有益。

肝氣不足的人應該選擇東方居住

　　肝氣不足的人，應居住在東方位。由於東方為青龍貴神的方位，五行屬木，該方位如果存在缺陷，就會導致肝膽方面的疾病，所以了解了這個道理，當我們肝氣不足時，住在東方缺角的房屋裡對健康的確是無益的。肝氣不足的人，除了要盡量居住在東方位外，另外，還要根據陰陽和五行來為肝氣虛者在家居環境的東方位作些必要的環境調整。

肝氣不足的人擇東而居注意事項

關鍵	描述
選擇房屋要注意	如果沒有條件，那麼在選擇房屋時應遵循挑房選房以居東為要。假如房屋沒有選擇的餘地，那麼也要注意居住在居室朝東房間內。
綠色養肝	在五行中，肝喜綠色（或者青色）。平時可多吃綠色食物，如各類綠色蔬菜、水果等。所以，在東方環境的打造上可以多用一些綠色的植物來裝飾空間。並且肝對應木，所以家居環境要以木質材質為主，比如木門、木家具、木地板等等。
注意防風	五行中，東方屬木，惡風，五金就對鐵，五祀對戶、所以在肝氣不足者除了要居住在居室的東部位，還要多注意關窗防風，這與肝對應的五祀也有關係。窗戶可以多用鐵製的紗網，或者鐵窗框。尤其是在春季時，要注意防止凌厲的春風侵襲人體。
擺放鐵的五帝錢	也可以在家居的東方位，肝氣不足的人的房間內擺放鐵的五帝錢。對於肝氣不足的人養身、養肝、恢復健康有益。

肺氣不足的人應該選擇西方居住

五行中肺對應的方位是西，所以肺氣不足的人一定要居西位。肺氣虛的人，一定要注意，如果套房的西面缺角，此時應該換房。如果沒有條件，那麼盡量注意養護好自己的身體，避免房子的缺角引起身體健康問題，要特別注意養生，避免環境不利為健康帶來影響。肺氣不足的人，除了要盡量居住在居室的西端外，另外，還要根據陰陽和五行來為肺氣虛者在家居環境的西方位作些必要的環境調整。

肺氣不足的人擇西而居注意事項

關鍵	描述
避開廁所、廚房	西方屬金，惡燥，五臭，五蟲對毛蟲等等。所以，要盡量避免西方位有下水道、廁所等產生腥臭的事物出現，比如，廁所、廚房都不適宜在居室的西端。
白色養肺	五行中，肺對應白，五材對金，五金對銀。肺氣不足的人在打造西方居室時，可以用金、銀飾品來布置家居。平時也可以多吃些白色食物，如大米、雞、魚肉等等。
注意保持清潔	要注意房屋的清潔，避免毛蟲等汙染居住環境對肺氣虛者不利。尤其是一些植物上若有毛蟲，一定要第一時間處理，避免對肺氣虛者心理造成不好的影響。
擺放銅葫蘆	可以在心氣不足之人的居住環境中擺放一個銅葫蘆，一是增加房屋的金色成分，也對肺氣虛者養身、養心、恢復健康有益。

腎氣不足的人應該選擇北方居住

　　腎氣不足的人應居住在東北方位，腎氣不足的男人應該住在房屋的東北位，腎氣不足的女人應該住在西北位。當然不是說你的房屋真的必須在東北位或西北位就一定有這樣兩個空間。如果居住的空間允許，則一定要遵守此原則。否則，就應該盡可能地對身邊的環境做一些適當調整。

腎氣不足的人擇北而居注意事項

關鍵	描述
男人腎氣不足應居於東北方	男人腎氣不足，住在東北位，可以每天接受太陽的洗禮，因為陽光屬陽，尤其是早晨出生的太陽蘊聚著巨大的能量。如果男人腎氣不足，此時能在房間裡迎著初升的太陽，那麼，對於增補腎氣非常有利。
女人腎氣不足應居於西北方	人腎氣不足，住在西北方位，可以每天接受太陽的洗禮，因為陽光屬陽，尤其是傍晚太陽西下時，如果女人腎氣不足，此時能在房間裡迎著西下的太陽，那麼，對於增補腎氣非常有利。
與五行結合	五行中，腎對應北方，北方對應水，主藏，惡寒，對應黑，五材對水，五金對錫，五臭對朽等等。所以腎氣虛者在打造北方居室時，可以用養魚或使用錫製品來美化環境，且與五行相合。
避免濕氣重	適當的增加些紅色的布藝、飾品等等可以增加「火」氣，避免水溼太重影響腎氣。另外，為了保持陰陽平衡，我們還要多注意保暖，增加些火氣，比如用白熾燈，用電暖器為居室環境保暖，增加溫暖的陽氣，對腎氣不足的人有益。
黑色養腎	腎喜黑色，平時我們應多吃黑色的食物以增加腎氣。如黑豆、黑芝麻、黑木耳、紫菜等等。

脾氣不足的人應該選擇中央居住

在五行中，脾應對的是中央，所以脾氣不足的人應居住在居室的中央位置，當然不是中央位置也要以「中」為基準，且要對環境進行必要的改善，以為脾氣不足的人養生帶來助益。

脾氣不足的人擇中而居注意事項

關鍵	描述
相對居中	如果中部無房間，那麼以居室為單位來說，「相對居中」的房間還是由脾氣不足的人居住為宜。
黃色養肺	平時可以多吃黃色食物，如南瓜、玉米等，經常食用對脾胃有益。
注意通風	要注意房間的通風，不要過多的養植花草，以免增加空氣濕度，對健康不利。避免西方位有下水道、廁所等產生淫氣重的事物出現。
結合五行	五行中，脾對應的方位是中央，所以要注重房屋中位的環境打造。脾氣不足的人在打造中部居住環境時，可以用金、黃飾品來布置家居。

■ 擺字畫、養植物的學問

現代很多家庭都有在家擺字畫的愛好。看似風雅，有品味，可是如果不會擺放，隨心所欲亂擺、亂放，那麼，就可能有危害家人身體健康的潛在危險。所以室內字畫，要合理擺放。其實，字畫是有靈性的，所以懸掛起來也是有講究的。好好學習這方面的內容，合理在家中收藏懸掛字畫，就能及時避免健康隱患。

一位友人非常喜歡收藏字畫，為此，新房裝修後，在家裡擺了非常多的字畫。朋友家是兩層複式樓。在上二樓時，正對著樓梯口對面的牆上掛著一幅日本油畫，油畫大致內容

是：一位日本女人穿著和服，頭上戴著兩根尖尖的頭飾，正要轉過身去，背對著觀畫的人，女人臉部的輪廓不是十分清晰，細細的幾條線，勾勒出女人的臉，不是很好看，也很抽象。在女人的頭部旁邊，不知道為何還畫了一個圓圈，像一個黑洞，裡邊有一日本男人像似在讀書看字，接著底下又是一大串的日本文字……整個畫面色調泛黃，比較晦暗，異常詭祕。

如果是第一次來到朋友家做客的人，那麼，一上樓梯，一眼瞥見這幅畫，想必大部分人都會被這畫作嚇一跳。可是，朋友卻樂在其中，並不覺得這有什麼不妥，還稱這幅畫出自名家之手，掛上有品味。既然朋友喜歡，客人自然也不好說什麼，所以勸歸勸，但還是尊重朋友的喜好。

直到有一天，朋友的母親從外地搬回家和朋友一起住，才覺得這畫不適合。母親第一天到家準備上樓睡覺時，一上樓梯就被這幅畫嚇一跳，數落朋友半天，覺得這畫不好看，讓人害怕，於是讓朋友把畫拿掉，但朋友不肯。第二天，朋友的母親下樓都不敢看畫，都是半睜著眼睛。到了晚上，也遲遲不肯上樓睡覺。朋友最終怕母親上下樓不敢睜眼而不安全，只好把畫拿掉。

那麼，在室內究竟什麼畫可以擺放，什麼畫不能擺放呢？請看下表：

可以擺放的字畫

關鍵	描述
寓意吉祥、點綴美觀的畫作	一般來說「和為貴」、「猴王獻桃」、「百駿圖」、「福祿壽三星」、「九魚圖」、「牡丹花」、「三羊圖」、「孔雀開屏」、「百鳥朝鳳」、「青蛙戲水」等等吉祥飾物或圖畫，都適合每個家庭。其栩栩如生的造型，不但可為住所帶來吉祥之氣，還可以點綴家居美觀。
兒童房字畫應展現童趣	生動有趣，啟發益智，圖案形象不可有恐懼感。

不可以擺放的字畫

關鍵	描述
顏色晦暗	室內不適宜掛顏色太深或者黑色過多的圖畫。此等畫看上去令人有沉重之感，使人意志消沉、悲觀和做事缺乏衝勁。
畫像內容太隨意	不適掛超過一幅的人物抽象畫，因為令家人的情緒反覆大，心理不平衡，容易神經過敏。對於老虎、獅子、黑豹、蛇類、鳥類、龍等圖畫也不宜掛。另外畫了日落西沉的畫不要掛，因為此類畫像有令人減低衝勁的效果。不適宜掛瀑布之類的圖畫。貓畫掛在客廳亦不宜，貓畫若掛在廳堂上，無形中就會產生不吉。很多人居家都放一些存錢筒，同此理，放招財豬好過招財貓。
寓意晦暗	一些人愛收藏一些字畫，雖然有一些的確是出自名家之手，但是如果字畫的寓意晦暗，則會令人倒楣。人們如果每天都望著掛在牆壁上那些肅殺的畫像或悲傷文字時，就會產生幻想和觸景傷情的感覺，對人身心健康不利。所以掛字掛畫，收藏字、畫要謹慎，不可盲目。

遵照上述幾點原則，一般都不會因為字畫給家人帶來不好的感覺，進而給人的身心健康帶來不利的影響。

利用字畫彌補室內缺陷

關鍵	描述
補陽氣	若住宅的大廳較暗，可利用牆壁上的壁掛或圖畫來彌補缺陷，如葵花等向陽花，吸收陽剛之氣。
平衡五行	也可以根據五行需要在不同的位置懸掛一些可以化解不良之氣的字畫，比如缺木的位置上掛上一棵長壽松之類的字畫，可以補木。也可以在缺水的環境中加一幅水流圖，但要注意水勢向室內流，不可向外流，以補「水」。

最後，要提醒各位的是，字畫只在環境布置上發揮美化空間的作用，但不能為了炫耀自己的生活品味或財富，盲目地用字畫把居室裝飾得琳瑯滿目，讓人頭暈目眩。太多字畫的擺放甚至還會導致小偷上門，對家宅安全不利。所以，我們一定要合理擺放字畫，才能為健康增加元氣。

■ 個人保健的重要性

一種現象的發生需要達到三個條件，即「因、緣、果」。佛家有「因果關係論」，說的就是對於這三個條件的深入觀察；它有因、有緣、有結果。許多朋友問我是如何看待家庭個人保健的。在我看來，具體可分為兩大部分：疾病由來與處理方法。運用因、緣、果的理論可以完全明瞭這兩大部分的含義。

因、緣、果

因、緣、果 —— 簡單來說，就像我們把種子埋在土壤裡，種子是因，當它慢慢發芽，芽就是果。要想從因獲得果，中間還要經過陽光、空氣、水分、土壤，甚至是肥料等等的灌溉和滲透，這些要素就是「緣」。有了因和緣，最終才會形成果。否則，即便有陽光、空氣、水，但你沒有種下種子，自然也就不會發芽。同理，如果你種下了種子，卻沒有充足的陽光、空氣、水，同樣不會發芽。可見，有因不一定有果，還要有緣。

這就和我們人類生病的症狀一樣。但凡生病，都會有症狀表現出來。但是，只有很多因和緣合交雜在一起，才會產生這個症狀。所以，我們在生病時，不能只看果而忽視因。譬如你膝蓋痛，就立刻處理膝蓋痛，這會讓病更加嚴重。只有處理好因、緣、果三者的關係，病痛才會徹底治癒。

那麼，病痛是怎麼來的呢？透過前面章節學習我們知道，疾病是累積的過程，也是吃出來的，以及我們自身也可能中毒等等。但歸結起來，可以總結為兩點：他處筋傷及本處受傷（如骨折、韌帶肌腱撕裂、脫臼、割傷、刺傷、燙傷等）是產生疾病的因。如果癌症有症狀，那表現出來的一定是他處筋傷，而非本處受傷。所以你只要把筋揉鬆了，症狀就會慢慢消失。

儘管只是家庭保健，但如果理解了因、緣、果這一概念，我們就能更好、更科學地管理我們的健康。

第十三章
工作環境：工作中的養生之道

> 辦公室不只是我們為事業打拚的戰場，更是應該好好利用起來的養生之所。《孫子兵法》告訴我們，贏得戰爭的勝利，天時、地利、人和缺一不可。辦公之「地」關係到我們作戰的心理。所以，我們只有為自己打造有利「地形」，才能在戰場的較量中占盡「地利」。

■ 辦公養生

常言道，職場如戰場，辦公室不僅是你的「前線」和「軍帳」，更是你養生的場地。《孫子兵法》認為，要想贏得一場戰爭的勝利，就需有天時、地利、人和。其中，「地」的狀況不僅影響生理健康，更關係到人的心理狀態。因此，我們應該為自己打造有利「地形」，讓辦公室必須時時擁有「地利」。

《孫子兵法》認為，無論做什麼事，都應該講究天時地利人和，所以辦公室環境的打造也要遵循此原則。這樣才

能助人之所長得以發揮，才能取得更大的成功，同時養出健康。

　　我有一位友人，開了一家廣告公司，2014 年年前公司要搬家，12 月底特地約我過去看看。其實辦公室所處的位置不錯，只是因為沒有擺什麼家具，空蕩蕩的空間，我也就從大體上說了一些建議給朋友。

　　我正和朋友談話的時候，門鈴響了，開啟門一看，一位老太太怒氣沖沖地走進來，衝我們大叫：「你們能不能小聲點，我家有一個剛出生不到一個月的寶寶，你們這樣一吵，這孩子就哇哇哭個不停！」為此，朋友連忙說抱歉，沒過一會兒，朋友怕再吵著人家，就約我到樓下的一間餐廳喝茶聊天。

　　我告訴朋友：「你在這裡辦公可要注意了，」今天這麼點動靜，就被人家找上門來了，這若是以後員工都過來上班了，那還得了呀！對面老太太非跟你拚命不可！」

　　朋友很無奈：「我也正在為這事兒發愁呢，我應該怎麼辦才好呢？」我說：「人們常說，好事成在天時、地利、人和！所以你必須好好考慮考慮，如果能換，我建議你不要用這間辦公室，以免真的搬過來，到時天天和對面起衝突，這將非常不利於你在這裡安心辦公！」朋友聽了說他會仔細考慮。

其實，不只是辦公場所，我們在任何一處環境都要注意「天時、地利、人和」，這是環境養生的關鍵。為什麼這麼說呢？

天時、地利效應與環境養生

1. 天時效應

如果你間我哪天是好日子，是成功的天時，我則告訴你，哪天都是，但是人的時運好像拋竹片，所以運氣是偶然的。在環境養生中我們只有抓住機遇，那麼就是所謂的抓住了「天時」，對成事有益。有一首小詩道：「人生迷霧苦累難，雲騰浪擊天地傳；莫怨時運多奇變，物競天擇猶回還。」人生在世，其遭遇各不相同，人的遭遇取決於天理、環境、志智、理念。天理不能改變。那麼，也就是說，我們要想獲得成功，天時，完全是偶然的，所以有「謀事在人，成事在天」之說。

在辦公環境中，天時主控在天，人和需要我們自己來創造，唯有地利是我們可以選擇的，當然，人和也是可以改善的。因此，把握住機遇，就是把握住了天時。

2. 地利效應

要想成功，要想健康，辦公的環境很重要。總的來說要遵循以下原則：

好的地利環境應遵循以下原則

原則	描述
選址應上風上水，便於藏風聚氣	要注意屋後是否有較高的建築物，這樣才能有個靠山，讓公司的環境磁場更加穩定。而建築物前要有空地，視野要廣闊，才更利於健康。左右建築最好能對稱，員工的情緒才能穩定，溝通互動良好，彼此團結合作，有利事業的發展。如果自己所處的樓前有公園、草坪或平靜的湖面，那麼這裡應該算是上風上水了。
辦公室外觀與社區景致和諧	在考慮公司、辦公室等的外觀造型所處區域自然景觀的關係時，我們應該有意識地將辦公室的外觀造型與優美的自然景致協調地融為一體；就意味著順應了宇宙之氣的流通，就是將公司融入了大自然的生氣之中。公司處在優美的自然景致之中，就擁有了豐富的大自然的生氣，自然利於身體健康，工作也會更順遂。
布局要避免吸納不良之氣	不良之氣也稱為「煞氣」。在辦公室所在的大樓中一定要多考慮這個問題，如果辦公室的正前方有一條大路直接通過，或有電線桿、變電箱、大煙囪，建築的尖角迎門或迎窗就不利於吸納正氣。如果該大樓與上述建築物距離很遠，則妨礙不大，不過，為身體健康著想，還需要在窗戶內掛一些窗簾為宜。
避免「畸形」布局	如果辦公室是「畸形的」，比如三角型、缺角的不規則房屋等容易導致員工思路錯亂，內部矛盾重重。我們應該根據實際情況來適當調整布局，當然能避免視野「畸形」是最好的。

　　把握住了這幾個原則，那麼，公司的環境就基本上算是合理的，符合地利的標準。

3. 人和效應

把握住了天時，地利，就要注重周圍環境的人和了。

好的人和環境應遵循以下原則

原則	描述
和氣生財	要與周圍環境中的鄰居或其他公司打好關係。俗話說，和氣生財，所以這點一定要注意。
與周圍環境和諧共處	要考慮周圍的人文環境與辦公室環境是否和諧。辦公室所在的大樓要盡量避免在寺廟、監獄等附近。並且需要提醒的是，辦公室出入忌經過別的公司。要經過別的公司，兩間公司互相都會受到干擾，最好避免因此思路也會受阻。
保護周圍的環境	保護環境，人人都要從身邊做起，生活中不隨地亂丟垃圾，不抽菸，製作噪音，保護與周圍環境的和諧，那麼這也是有利於辦公環境的。

注重以上三點，並且盡量讓我們的辦公環境充滿好的、正能量的氣場。那麼，我們就能打造出一個良好的辦公環境，為公司發展和身體健康錦上添花。

■ 調整辦公布局，找回失去的能量

每天身處辦公室辦公，如果有可能，你一定要選擇辦公室裡最好的座位。也就是說，可以把別人的一舉一動看得清清楚楚，還可保護自己的隱私、利於健康的位置，這就是符

合兵法上進可攻，退可守的策略。一般坐上這樣「一目了然」的位置，不僅對自己的職場運氣有利，也利於我們的身心健康。

從事腦力工作的人群每天的工作環境大多都在辦公室裡，因此辦公室的座位安排就顯得至關重要。那麼在辦公室環境中，如何才能找到利於自己健康和好運的座位環境呢？

辦公座位前宜忌，如下表：

辦公座位前宜忌

原則	描述
座位不能正對大門	因為大門是整個辦公室的氣流和能量出入口，座位正對著大門，會被入門的氣場沖到，久了也會感到心浮氣躁，做事常出差錯，可以的話，最好是換位子，除非你是櫃台工作人員。
座位前方不能緊貼牆壁	因為緩衝區不夠，會造成潛意識的不安，也會影響神經系統的穩定。
座位前方最好不要有人	否則易受穢氣汙染而生病。如不能避免，可以在廁所和座位間裝一道屏風或大型闊葉植物，多少可以擋掉一點穢氣，而且廁所門也必須隨時關上。
座位不能正對著主管或老闆的房間門	除非你眼中沒有主管和老闆，不然，最好不要正面對著他們的房間，因為你會受到他們一舉一動的影響，而無法集中精神工作，久了工作效率也不高，也容易因為衝突頻繁而影響身體健康。

辦公座位後宜忌，如下表：

辦公座位後宜忌

原則	描述
有「靠山」	辦公室座位後面要有「靠山」（一般是指牆或櫃），座位的後方最好是固定、不動的東西。有靠山的位置才坐得安穩，也容易得到他人幫助。
忌「空」	一般是指背著門或走道。因為如果背後有門，背後有人來人往的雜氣衝擊，長期如此，坐於此位的辦公室人員會時常都處在一種潛意識的緊張狀態之中，總覺得被人窺視，導致思緒雜亂，決策失誤，不能安定地做好每件事，並且會影響神經系統疾病。而工作上也會做不長久。如果不得已選了一個背門而坐的座位，那麼建議選擇一張有靠背的椅子來坐，這樣背後不但有靠了，還能阻斷雜氣的衝擊。
忌有人走動	這樣容易讓人精神不集中，無形中把一部份注意力轉到後腦，長久下來會消耗掉能量，影養工作效率和健康。
忌懸掛玻璃	座位後面牆上，亦不適宜懸掛玻璃，因玻璃會將人的背後反映給別人看得清清楚楚，容易導致心神不寧。
忌座後對窗	將座位設於辦公桌與落地窗之間，將窗做為靠山，這樣擺放的辦公桌位置也是錯誤的。座後有窗，就如同座後有門一樣不可用。理論與忌座後靠門一樣。

辦公座位其他宜忌，如下表：

辦公座位後宜忌

原則	描述
忌坐靠走道的窗邊	如果將辦公桌設於行人窗道下，就等於辦公桌置於一些不良之氣的環境之中。因為窗是房屋的一個進氣口，會納入生氣或不良之氣，所以坐靠走道的窗邊是不易安心工作的。如果不得已坐在這裡，那麼，辦公桌要盡量離窗戶稍遠一些，同時也要利用窗簾，經常用窗簾遮住窗口，避免窗外的人影、噪音等影響自己。
座位忌光線不足	坐位上不能光線不足，否則會造成太陽能不足，地磁能過多的陰氣重。在這樣的環境辦公久了會讓人怠惰消極，也比較容易悲觀。
座位正上方不能有大梁或吊燈	如果你知道你座位上方有梁或吊燈，人的潛意識無形中就會武裝起來，隨時準備保護自己，久了會消耗掉很多能量，影響工作效率。可以的話，最好轉移一下位子。

另外，辦公桌的布置與坐的人的健康之運密不可分，所以注意一些辦公桌上的擺設常識，並且恰當地改造環境，可以創造良好的生存環境，以達到天人合一的的境界。

辦公座的擺設宜忌，如下表：

辦公座位後宜忌

原則	描述
擺個小風扇	可以加速座位附近的氣場更加暢通，現在有很多可以固定在電腦螢幕上的小電扇，可以購置一個，平常吹吹，可以吹走身邊的不良之氣，有益於身體健康。切記風扇不能太大，否則會因為風力太強導致頭暈，工作效率降低。
擺些綠色植物	如果有可能，可以在座位旁邊擺上一株小植物，但要記得選葉子大的闊葉綠型植物，這種植物可以幫助你的財運爬升！

既然辦公環境對我們如此重要，那麼，我們應該如何為自己選擇一款適合自己的辦公桌呢？其實，我們可以針對自己的喜忌選擇有利於自己的辦公桌。如果品質上的選擇不多，我們可以從顏色和款式上來加以利用和補救。

選擇屬於自己的辦公桌顏色

屬水的顏色	黑色、灰色
屬火的顏色	紅色、紫色
屬金的顏色	白色、金色、銀色
屬木的顏色	綠色、青色、翠色
屬土的顏色	黃色、咖啡色、茶色、褐色

由上表可知，如果你的五行屬木，那麼，可以選擇淺綠色的辦公桌，屬火的人可以選擇棗紅色的辦公桌，以此類推。另外，辦公桌最好選擇那種靠近自己的直線形，而自己面對的最外面那邊呈半圓形；或者辦公桌是整張呈圓弧，像一條腰帶包著自己一樣。因為這種桌子展現的是玉帶纏腰，有助於讓一些吉氣得到聚集，能讓我們安心辦公，健康狀況得到改善。

總之，我們一天中大部分時間在辦公室度過，因此座位已經成為辦公室好風水的關鍵，所以一定要認真安排、選擇，保證在工作中帶來健康。

■ 保持能量平衡，持續高效工作

再昂貴的汽車也需要燃料驅動才能正常行駛，鐵打的身體也需要能量支撐，才有足夠多的體力去從事人類正常活動。「植物→動物→人」就是大自然中的一條食物鏈，透過光合作用，能量最終進入到人體。雖然能量不是營養素，但卻需要三種基本營養素合成，即碳水化合物、脂肪和蛋白質 —— 這也是讓我們的身體時刻保持能量平衡的祕密。

說到能量，其實，我們的一日三餐中的食物同樣含有能量，可以說，人體任何組織和細胞的更新與活動都離不開能量，雖然人體所需的能量如此之多，但能量只有在保持平衡

時才會很好地發揮作用，否則就會誘發疾病。尤其對於每天辛苦穿梭於職場的人們而言，保持身體能量的平衡，工作起來才會更有效率。如果我們每天攝取的能量不足，身體就會發出訊號，能量對身體裡的養分說：「借我點東西吃，我快要支撐不住了！」養分區域的首領為了保住你的性命，自然會一口答應能量：「可以，我看主人每天都頭暈目眩、體力不支，我在這裡待著，一點也不舒服！」結果身體裡的一些養分就隨著能量「私奔」了。

補得不對或者不好，能量就會「鬧饑荒」，例如，腸胃科、消化科、新陳代謝科的「同事們」又會找上門來討債：「你是怎麼搞的，沒有能量，讓我們怎麼工作呀？」如果你不及時解決它們的問題，它們很快就會生氣、罷工、棄你而去。

當你身體的能量被掏空的時候，生命還能繼續下去嗎？

職場達人越減越肥，都是能量惹的禍

我身邊有很多職場朋友為了美觀，總是不惜一切代價減肥，可到頭來卻越減越肥。按照多數人的抱怨「我已經吃得不能再少了，怎麼反而還胖了」，可以總結出一點，越減越肥的原因其實是能量不足。人體在能量不足時，會透過排泄人體不那麼重要的東西，例如垃圾，來減少能量的消耗。最常見的垃圾為人體皮下組織中堆積的顆粒，當顆粒聚合一定

數量就會變成塊狀，身體就變得緊繃了，所以很多人會誤認為是自己瘦下來了，皮膚也變得緊實了。

其實不然，這是能量不足發出的警告，傳統的減肥方式通常是消耗熱量，而正確的方法應該是控制熱量的平衡，否則能量就會反其道而行之，雖然皮膚在短時間內變得緊緻，但長期下去，就會使身體越來越肥，增加體重。

身體能量不守恆，疾病找上門

由於我們每天都要進行一定的活動、運動，消耗大量的能量，所以需要不停地為身體補充能量，而人體中的能量就是在攝取與消耗的過程中保持著平衡，判斷能量是否平衡，可以根據以下公式：

攝取的總能量－消耗的能量＝能量平衡

如果攝取總能量比消耗的能量多，則證明能量過剩，這時多餘的能量就會在體內堆積成脂肪；相反，攝取的總能量比消耗掉的能量少時，能量就會處於負平衡狀態，如果不及時補充，體重就會明顯下降，但同時身體也會感到不適。但如果長期缺乏能量，人體為了維持正常的生命活動，就會損耗其他營養源，營養結構遭破壞，疾病也就找上門了。

因此，保持身體能量平衡是長期的工作，按照以下三個步驟，輕鬆計算出你身體裡的能量。

保持身體能量平衡的步驟

步驟	描述
第一步：準備一本筆記本，記錄下每天吃的食物種類、數量	計算能量就像寫日記一樣，首先要記錄下每天都吃了哪些種類，數量是多少，但這遠比寫日記輕鬆，也不會浪費太多時間。不妨準備一本筆記本，把不同種類的食物和數量記錄下來，例如穀類、蔬菜類、水果類、飲料類、肉類、蛋類等等。
第二步：根據紀錄進行估算	根據筆記本上的紀錄，計算每種食物的具體數量，例如，兩個蛋，一瓶牛奶，一個蘋果，一兩瘦肉等等，便於下一步的測評。
第三步：透過減法或者查詢對照表判斷能量是否正常	估算好數量後，要再次用到上文中提到的計算方法：攝取的總能量－消耗的能量＝能量平衡。

　　我們可以根據自己每天的運動量估算消耗掉的能量，總量減掉消耗量，就是你身體現在的能量。如果你不能肯定食物中的能量是多少，可以上網查詢常見食物的能量對照表，或是下載一個專業的評估軟體，輕鬆測評每天身體的能量是否處於健康狀態。

職場達人族補充的能量福星：黑巧克力

　　很多職場達人的工作壓力越來越大，不知不覺就成了「加班族」。

　　雖然肚子飢腸轆轆，但是堆積如山的工作卻讓人忘記了吃飯的時間，這也是現代年輕人能量大量消耗的症因之一。

　　我們在正常進食 4 個小時後，體內的血糖就會跌落至谷底，這時就需要開始為身體補充新一輪的能量，否則就會產生飢餓感，導致血糖降低，大腦供血不足，工作越來越沒有動力，心情煩躁不堪，效率越來越低。為此，上班族們可以在辦公室抽屜裡常備一盒黑巧克力。

　　黑巧克力中的糖含量較低，不用擔心過量補充，並且它會轉化成葡萄糖後進入人體血液，慢慢釋放出能量，至少能夠幫助人體抵抗兩個小時左右的飢餓。因此，飢餓時吃一塊黑巧克力，其能量遠遠大於餅乾、薯片，但脂肪卻遠遠小於它們。但要注意一點，過猶不及，不能把黑巧克力作為正餐食用，它只是在你飢餓難耐又不能立刻補充能量時的「救命稻草」！

■ 辦公室裡的健康計畫

　　上班族們生活節奏快、工作壓力大，這使得許多職場白領每天只在公司和住所這兩點一線間生活，很難擠出多餘的時間做做運動。整天待在辦公室裡、缺乏運動的職場白領們身體大都處於亞健康的狀態。同時，抵抗力差、身材走樣等問題也不斷出現。其實，需要長時間待在辦公室裡並非一定會造成身體亞健康，只要在工作時保持正確的坐姿，時不時起身走走，再

做一些適合在辦公室裡做的運動，健康，真的沒那麼難。

　　上班族們平時辦公時要注意關節和肌肉的放鬆，以免產生痠痛感；

　　要注意勞逸結合，不要一頭鑽進工作裡不顧身體；在工作不那麼忙的時候可以做做下面這幾組「小動作」，可以有效驅走痠痛，緩解疲勞。

　　以下「燃脂計畫」將助你身輕體健，如下表：

讓你身輕體健的「燃脂計畫」

內容	描述
搖頭晃腦	一直對著電腦工作，脖子會長時間保持向前傾的狀態，這樣一來頸部很容易產生痠痛感，同時還有患上頸椎疾病的危險。因此，伏案之餘經常「搖頭晃腦」，適當左右轉動，前後搖擺一下頸部和頭部，或者用手掌揉捏後頸部，都能夠有效緩解頸部痠痛，改善腦部供血不足，提神醒腦，長期堅持對神經衰弱、頭痛、失眠等問題都有很好的治療效果。
抬肩擺臂	職場達人們長期伏案工作，雙肩下垂的同時手指又要置於恰當的位置敲擊鍵盤，這就使得肩部和手臂處在一個不自然的姿勢下，而且要保持相當長的時間，很容易造成肩臂部位的僵化；另外，許多上班族都氣血不足，再加上空調吹出的涼風侵襲肩部，也會使肩部出現痠痛、僵硬、麻木、無力等症狀。時常活動一下肩部和手臂可以避免和緩解這種情況。抬肩的同時縮脖，垂肩的時候伸脖，可以同時預防頸椎疾病和肩周炎；而將手臂前後擺動，在空中轉圈則可以保持肩部和手臂氣血的運行，緩解不適。

揉捏耳部	傳統中醫有言：腎開竅於耳。其實，不僅僅是腎，我們身體的各個器官都有相應的投射點展現在耳朵上。因而，經常揉捏耳部，可以對這些五臟六腑的投射點進行刺激，進而可刺激身體的末梢神經，使血液循環更加順暢，幫助臟腑放鬆排毒，臟腑的健康關係到人的精神和體力是否充沛，故經常揉捏耳部是「不需要運動的運動」。具體做法為：雙手在同側的耳部捏揉，然後向上、下、外側拽動。
伸伸懶腰	別看職場人坐著辦公，看著非常舒服，實際上開始工作一段時間，通常會感到腰酸背痛。這是由於身體始終保持一種姿勢不變，總有一部分肌肉始終在收縮狀態，而另一部分肌肉始終處於舒張狀態，無論是收縮或舒張，都容易造成肌肉疲勞和痠痛。每當這時伸一伸懶腰，同時雙臂上舉，就能夠有效緩解疲勞不適的感覺，伸懶腰的動作可以盡量誇張一些，能使上身各個部位同時得到鍛鍊，顯著改善上半身特別是腦部的血液循環，增加血液中的氧氣濃度，更能集中精力解決接下來的工作。在伸懶腰的同時最好主動打個哈欠，更能提神醒腦。因為打哈欠的過程也是排出肺部濁氣，換取清新空氣的過程，相當於發揮深呼吸的作用，因而能夠提高腦部的血氧濃度，緩解疲勞造成的腦筋不清。每隔一段時間伸一伸懶腰，打個哈欠，可以趕走疲勞，提高工作效率，還能發揮預防腰部疾病的作用。
敲打背部	中醫認為，人體的背部匯聚了大量的經絡，敲打背部能夠對背部肌肉組織以及穴位造成刺激，再由神經系統進行傳輸，可以調節內分泌，增強體質。此外，背部的皮下組織內含有能夠增強人體免疫力的細胞，透過敲打，這些細胞會進入到血液循環，增強人體免疫力。敲打背部既可以用手掌拍打，也可以握拳叩打，都能發揮緩解腰酸背痛之感的作用，還對身體健康十分有益。

多做運動	多數職場人的生活都沒有規律性，經常熬夜，缺乏鍛鍊計畫，因而體質日趨下降。除了上班期間久坐不動，沒有養成良好的運動習慣也是一個重要的原因。如今許多年輕的職場達人幾乎不需要體力勞動，閒暇時又把許多時間用於聚餐，打電動上面，很少運動，這便是許多本該是中老年人易患的疾病近年來呈現年輕化趨勢的主要原因。「生命在於運動」，這是個亙古不變的真理，因此，我們在休息的時間應該多做一些體育鍛鍊，為身體累積年輕的資本，謹防「未老先衰」，張揚自己的生命。

　　眾所周知，每天身處辦公室，平時的工作已經很辛苦，加上身心的勞頓，我們的精氣神已經打了折扣。但在閒暇時不適合做一些爆發性比較強的動作，很容易對身體造成損傷不說，對增強體質的幫助也不大，而且還容易使身體過於疲勞，影響工作時的狀態。因此，能夠促進身體進行新陳代謝、幫助消化脂肪、動作強度低的有氧運動是上班族們閒暇時鍛鍊身體的首選。

1. 撞球

　　撞球是最能有效鍛鍊全身的運動之一。與其他運動量較大的鍛鍊方式相比，撞球似乎有點不像運動，其實，撞球在一桿一球之中，全身的力量都被帶動起來，這是許多單純對身體區域性發揮鍛鍊作用的運動無法比擬的。它無需身體上的對抗，但卻需要全身都運動起來，這就是這一運動的魅力所在。

同時，撞球是一項需要智慧的運動。一根球桿、二十二個球，各種球路需要在腦子裡不斷地思考和思索，然後架桿、瞄準，每一次擊球都暗藏玄機，運動期間要不斷地根據對方的打法改變策略，因此撞球其實是一件「費腦子」的運動。但這種「費腦子」可不同於工作的忙碌和緊張，大腦處於高速運轉狀態，它需要的是冷靜地思考，需要的是平穩的心態，工作之餘打打撞球不僅不會讓大腦疲勞，還可以「換換腦子」，讓思維得到放鬆。

此外，撞球的魅力還在於它的優雅。正規比賽中，選手們必須西裝革履，保持嚴肅；賽場也要保持安靜，不能喧譁，以免干擾選手。在這種環境下比賽，其嚴謹性、精準性都有很好的保證。當全身各個部位很好地配合，一絲不苟地擊球，自然流露出一股優雅的神韻。因而，經常參與撞球運動的朋友能夠在優雅的狀態下，提升自己的眼力，協調身體的平衡能力，活動各個部位的關節，在享受優雅的同時收穫健康。

2. 瑜伽

瑜伽也是一種很好的鍛鍊方式，特別適合伏案久坐、精神壓力大的職場人。想要練習瑜伽的朋友可以在公司附近的健身房，每天午休時做做瑜伽鍛鍊，好好舒展僵坐了一上午的身體，防止肌肉痠痛，同時可以讓人提升精氣神，然後精神百倍地投入下午的工作。

瑜伽的動作主要透過坐、跪、立、臥、倒立等各種姿勢，伸展、彎曲和扭轉身體的各個部位，對脊椎能造成很好的牽引作用，同時可以按摩臟器，內外兼養。瑜伽中有許多後背凹下及拱起的動作，這類動作可以有效緩解辦公室一族們頸椎、腰椎痠痛的狀況，還能有效改善血液循環。

瑜伽在鍛鍊身體的同時，其休息術和冥想還有舒緩神經、消除壓力、輔助睡眠的功效。因而瑜伽是修身養性的首選運動，尤其適合平時工作壓力比較大、無處釋放的職場白領們。

此外，瑜伽塑身減肥的效果也是有口皆碑的。它不需要做很大的動作，但是可以鍛鍊全身，使人產生酣暢淋漓的感覺，在緩慢動作中不知不覺地瘦下來，能夠有效消除久坐不動產生的腰腹部贅肉和下半身水腫。

在大部分人的意識裡，瑜伽是適合女性的運動。其實不然。雖然瑜伽動作相對舒緩、節奏也比較慢，要求運動者有很好的柔韌性，看起來女性做瑜伽的接受度要高一些，可是瑜伽也是需要力量的一項運動，而一般說來，男性的力量要遠遠高於女性。隨著鍛鍊的深入，男效能從瑜伽中獲得更多的好處，比如身體素養變得更好，心境變得更開闊。

3. 游泳

游泳也是適合職場人士的運動之一。它能夠改善心肺功能，預防和緩解頸椎病，還能夠增強人體抵抗力。此外，游

泳能消耗許多的能量，是一項有助於減肥塑身的運動：游泳半個小時可以消耗 175 卡熱量。隔天進行一下游泳鍛鍊，就能夠遠離肥胖，保持身材。游泳是短時間內熱量消耗大的最佳運動。

游泳時全身各個部位均能得到鍛鍊，人體的上肢、頸部、肩部、腹部、背部及下肢均要參與運動，因而游泳能保證全身的血液循環，加強並改善心肌功能。

游泳是預防和治療頸椎病最有效的運動。以蛙式為例，在向前划行的時候要把頭低下去，同時呼氣；在換氣的時候頭部頸部要向上仰起吸氣，如此一來，頸部在一俯一仰之間就得到了有效的鍛鍊，剛好符合頸椎功能鞏固及恢復的鍛鍊要求，能夠使頸椎的各個關節都活動起來，有效緩解伏案工作造成的頸部肌肉緊張和受損。

人在游泳的時候，由於上肢始終在用力划水，這就能使肩部關節和背部肌肉得到有效鍛鍊，緩解久坐之後的肩背痠痛。

此外，游泳過程中，水的壓力、浮力、摩擦力對人體的肌肉都是一個很好的按摩，能夠促進代謝，改善血液循環。因此，游泳是能夠使全身都得到鍛鍊，從而防治許多慢性病的運動。

4. 有氧健身操

　　顧名思義，有氧健身操的最大特點是「有氧」，它是在音樂的伴奏下，有韻律地做操，能夠有效鍛鍊全身的一種運動。其主要優點是可以提高心肺功能，增強血液的輸氧能力；透過增加肺活量，促使體內紅血球加速代謝，全面提升鍛鍊者的身體素質。有氧健身操動作簡單易學，節奏明快，趣味性較濃，學起來不僅能鍛鍊身體，還能夠愉悅心靈。

　　有氧健身操還可以緩解職場人士常見的肩酸背痛等症狀，防止罹患相關病症。同時，有氧健身操能夠減少體內的脂肪含量，增加肌肉彈性，幫助鍛鍊者保持苗條身材。在做操的同時還能夠使關節和肌肉得到擴充和拉伸，使身材變得更加修長。

　　此外，有氧健身操除了是一種鍛鍊身體的方式外，還是一種時尚的社交方式。我們長期和同事以及客戶打交道，沒有辦法結識其他人，參加有氧操的鍛鍊就是一種很好的方式，大家共同學習，不僅透過鍛鍊獲得了健康的身體和充沛的活力，還能夠結識志同道合的朋友，一定程度上擴大自己的社交圈。總之，辦公室雖然是一個相對處於靜態的辦公之地，我們應有意識地動靜結合，在安靜的氛圍裡讓自己的健康不「僵硬」！

第十四章
自然環境：享受運動

> 有了良好的居住環境和辦公環境還不夠，把握天然的戶外環境，才能讓養生的境界更上層樓。大自然中充足的陽光、新鮮的空氣、廣闊的地面、幽靜的環境……這些是室內環境無法比擬的。只不過，若想達到較高的養生功效，還需在細節上下一番功夫，而不是盲目鍛鍊。

■ 選擇合適的時間運動

很多人都有這樣一個困惑，不知應該早上運動，還是晚上運動？尤其我們在做戶外運動時，健康還與我們周圍的環境息息相關，所以做運動的時間選擇就成為首要問題。那麼，一天中，究竟什麼時間最適合做戶外運動呢？

其實，究竟什麼時間運動最好，也不是絕對的，而是要因人而異。

可以肯定的是，早上不是運動的最佳「時間點」。古人講究「聞雞起舞」，即一般在太陽初升的早晨運動健身。但

是，我們都知道早上空氣中的二氧化碳較多，汙染嚴重，難道古人錯了嗎？不。這是由於在現代早上是人們上班的高峰期，汽車流量也迅速增加，汽車排氣等的汙染就很嚴重，還可能排出鉛等重金屬以及一些化學廢物。因此，早上這個「時間點」並不是最佳健身時段。有的人天還沒亮就起床去晨練；有的人不管多大的霧天，也不放過做運動的時間；有的人認為在綠樹叢中晨練有利於吸收新鮮空氣，鍛鍊的氛圍也好。殊不知，這些做法都是不科學的。

早晨太陽還沒有出來時，氣溫和氣壓都很低。地上灰塵層的沾染還沒完全散去，如果再遇見大霧天氣，灰塵的沾染就更為嚴重。如果在這時出去運動，那我們豈不是變成了「人肉吸塵器」，這不僅會導致身體虛弱，反而會吸收更多的晦氣，而不是新鮮空氣。那為，為什麼凌晨不宜在綠樹叢中鍛鍊呢？很簡單，因為在夜間，生物無法進行光合作用。儘管，早晨的樹叢裡有一絲絲陽光照射進來，但由於樹叢裡積存著大量的二氧化碳，我們置身其中的危害可想而知。

那麼，究竟戶外運動的最佳「時間點」是什麼呢？大多數專家學者認為，應該是凌晨 7 時到 9 時和晚上 7 時到 9 時。也可以在午後的 3 時左右，此時大部分人已經工作了大半天，身體各部分都處於相對疲倦的狀態。此時如果推開窗，或者只是到戶外散散步，或者做一些簡單的運動，就是在為

身體加油。也有不少國外學者研究發現，人體在晝夜間，機體能力狀態會發現變化。例如，每天 8 時至 12 時，14 時至 17 時，是我們肌肉的速度、耐力和力量相對處於最佳狀態的時間段。而 3 時至 5 時，12 時至 14 時則處於相對最低態。如果在這一時間段進行戶外運動，容易出現疲勞的症狀，甚至有發生運動損傷的危險。

　　無論如何，我們應該因人而異、因地制宜，根據自己的客觀條件而定，盡量選擇相對最佳的「時間點」來進行戶外運動，這樣才能收到最佳的運動效果。

　　不僅如此，運動還應該循序漸進。即在剛開始運動的時候活動不要太劇烈，而是運動一段時間後，慢慢地增加運動量。而不僅是簡單地活動一下，就立刻加重運動量。衡量我們的運動是不是過量，可以透過測試心率反映出來。還有一個最簡便的辦法就是談話，如果你在運動後和他人說話過程中，喘得上氣不接下氣，就說明運動過量了。

　　因此，無論你選擇在什麼時間運動，還應該遵循適量運動的原則。儘管運動很重要，但沒有什麼比健康更重要。我們可以有時間多鍛鍊，沒時間少鍛鍊。只要你肯堅持下去，每天都動起來就好，哪怕只是一招一式。

　　另外，根據四季養生的原則，我們在不同的季節，可以有所側重地進行運動。具體如下表：

在不同季節運動應有所側重

原則	描述
春季運動注意防風、防寒、防霧	春天正是陽光明媚，萬物復蘇的好時節，也是我們強身健體的最佳時機。春天最適合鍛鍊，有利於我們吸入更多的氧氣，從而改善人體新陳代謝，還能促進人體形成維他命 D，尤其利於青少年骨骼的生長機會。 但是，俗話說春捂秋凍，春天運動也要注意科學的方法。例如，春天健身要格外注意防風、防寒、防霧。不管在什麼時間段運動，衣服都不能穿得太少，大汗淋漓時不可立刻脫下衣服，以免著涼。 拋開這些，春天的確比較適合進行戶外鍛鍊，放風箏、登山、郊遊、騎車等都是不錯的選擇。
夏季運動防中暑	夏天總是烈日炎炎，很多人都對戶外運動打退堂鼓。但是，不管天氣多冷或是多熱，我們都應該堅持運動，這也是一種運動精神。 但是，夏天天氣十分炎熱，身體的機能消耗其他季節大，因此，如果是在夏天鍛鍊，就要防中暑，尤其是年紀大的人更要格外注意。比如，應盡量避免在中午 12 時至下午 4 時一天中最炎熱的時間裡進行戶外運動，以減少輻射傷害。 另外，夏季的鍛鍊時間每次最好不要超過 1 小時，還要及時補充淡鹽水或類似綠豆湯、金銀花水等飲品，這樣才能防止中暑和暈厥。 在夏天，最適合的戶外運動非游泳莫屬。游泳是夏天最受歡迎的運動了。當然，我們每個人可以根據自己的喜好以及自身的健康狀況選擇不同的泳姿和運動量。

秋季宜多打太極、登山	秋天同樣適合戶外運動，不僅能調心養肺，提高內臟器官的功能，還有利於我們強身健體，增強身體的禦寒能力。 在秋季，最適合的戶外運動是打太極拳和登山，打太極拳比較適合中老年人，這類活動不但可以避免運動損傷，還能幫助我們舒展肢體，鍛鍊筋骨。而登山則可以增強人體的呼吸和血液循環功能，適合中青年人群。 而在秋天鍛鍊也要注意防寒和運動過量以及拉傷，鍛鍊後要注意休息，以便恢復體力。
冬季在陽光下運動	到了冬天，我們正常人體的免疫力開始下降。冬天是容易生病的季節，我們可以透過冬季有規律、有計畫的鍛鍊來預防疾病。 冬季最好在陽光下運動。年輕人群比較容易適應不同的氣候，健身時間可以安排在下午，中年人適應能力稍差，可以選擇在晚上 18 時至 20 時出外散步，讓身心得到休息和放鬆。而老年人則一般應選在 14 時至 19 時散步，這段時間有陽光，溫度高，更容易活動筋骨，從而避免傷身。

■ 傳統與現代運動的結合

中華五千年文明博大精深，傳統的運動養生智慧總有我們值得學習的地方。而隨著社會的發展和進步，充滿現代氣息的運動同樣不容小覷。無論傳統與現代，適合自己的運動就是最好的。當然，將傳統與現代運動完美結合，相得益彰是我們每個人應該追求的目標和境界。

適合上班族的「五禽戲」

在中國傳統運動中，最值得借鑑的便是「五禽戲」。名醫華佗在前人仿生運動的基礎上創造出了五禽戲，透過模仿虎、鹿、熊、猿、鶴五種動物的動作，達到健身強體的效果。五禽戲是一種動靜結合、剛柔相濟、內外同修的仿生運動，同時又結合了氣功的方法，鍛鍊時要氣形兼具，才能收到很好的效果。綜合了五禽戲的精髓和現代醫學研究的成果，有養生專家創造出了適合職場白領們鍛鍊身體、預防職業病的現代「五禽戲」，職場人士由於長時間坐著辦公、缺乏運動，手臂、頸部、肩部、背部、腰部都容易痠痛不適，甚至引發相關病症。在工作之餘做做「五禽戲」能夠改善久坐不動引發的健康隱患。

五禽戲的動作要領

內容	描述
「五禽」之鳳凰	兩腳分開，相距兩倍肩寬；雙臂自然下垂，雙手手指放鬆；身體先向左轉，雙腳隨之呈弓箭步，雙手向上慢慢抬起，同時深吸一口氣；然後身體再轉向右側，雙手緩慢下垂；再轉到正面，蹲馬步，停頓 5 秒，同時呼出氣體。這個鳳凰展翅式的動作能夠緩解肩部僵硬和腰腿痠痛。

「五禽」之大鵬	兩腳依前一後呈弓箭步，身體微微前傾；雙手掌心朝前，雙臂平伸在身體兩側；吸氣，同時雙手向中間合攏狀擺動；然後呼氣，同時身體微微後仰，雙臂隨之向後擺動，掌心朝向不變。這個大鵬展翅一樣的動作能夠很好地舒展全身，對久坐不動產生的身體痠痛都有很好的緩解效果。
「五禽」之孔雀	取立位，兩腳併攏；雙手置於胸前，掌心相對，指尖朝上；吸氣，同時兩手由胸前慢慢向上伸，這個過程中不要分開，一直到雙臂伸直，雙手過頭頂；然後呼氣，分開雙手，慢慢從身體兩側下擺，同時轉動手指。這個模仿孔雀開屏的動作能夠防止肩部痠痛和手指僵硬。
「五禽」之雄鷹	取立位，雙腳分開與肩同寬；兩手由下垂狀態慢慢呈圓弧狀向上抬起，同時配合吸氣；抬至頭頂後交叉，邊換氣邊繼續畫圓，直到回到初始狀態。這個雄鷹飛翔的動作可以讓雙臂最大幅度的運動，緩解肩部痠痛，同時牽引頸部和背部的肌肉群，預防肩頸部位疾病。
「五禽」之鴛鴦	先將左手置於右肩上，右手扶著左側腰部，吸氣，同時左手朝左上方轉動，右手朝右下方擺動；呼氣，同時將動作換成右手置於左肩，左手撫在右側腰部，重複之前的動作。這個動作類似於鴛鴦抱在一起，能夠幫助神經協調，同時鍛鍊肩頸部位。

說到現代的戶外運動，就不勝列舉了。在此列出以下適合大部分人的運動項目供大家參考。

1. 步行

步行是最簡單的戶外運動方式，雖然不像其他運動一樣使人產生鍛鍊身體的感覺，但是其對身體的好處還是很多的。

如果將步行作為鍛鍊方式，應該以稍快的速度進行，以感覺微微冒汗為宜，每天堅持走 10,000 步，就能夠消耗熱量，減重瘦身。步行可以在平地上進行，也可以在臺階或小土坡之類有一定坡度的路上進行，後者對能量的消耗量要更大一些，對身體的鍛鍊效果也更好。

對於上班族們來說，在午餐後走出辦公大樓，到戶外散散步，就是個很好的鍛鍊方式。午休時在公司周圍走一走，雖說時間有限，要造成減肥的效果有點困難，但是這是個幫助消化的好辦法。如果吃完飯就立刻回到座位上坐著，食物沒有辦法消化掉，對腸胃是個不小的負擔。而且，戶外的空氣要比室內新鮮得多，適時為大腦補補氧氣，對提高下午的工作效率有很大幫助。

另外，職場女性最愛的休閒方式 —— 逛街，也是步行鍛鍊的一種方式。走走停停間，腿部在不斷地運動，可以有效消耗熱量，與在健身房裡單調乏味的健身鍛鍊比起來，逛街購物不僅能夠讓人在不知不覺中鍛鍊身體，還可以獲得心理上的滿足，可謂一箭雙雕。

2. 慢跑

在戶外慢跑是最佳有氧運動之一。它能夠增強人體呼吸系統的功能，增加肺活量，提高人的吸氧能力，因而慢跑可以顯著改善心肺功能。透過慢跑，心肌能夠變厚、變強，心臟得到有效鍛鍊，其他功能也會得到提高。每天慢跑 3,000 到 5,000 公尺，是運動減肥的絕佳方式，對塑造身體線條也有很大幫助。

但要注意跑之前和之後應該做好相應的伸展活動，保護身體不受大運動量的磨損。

慢跑能夠促進人體的新陳代謝，延緩身體機能衰老，保持年輕和活力。還能夠幫助身體內的毒素透過發汗的方式排出體外。

尤其是職場人士，在面對工作時需要耐力，而慢跑就是鍛鍊耐力的最佳方式。如何堅持不間斷的慢跑運動，需要不斷地自我控制和自我激勵，這些都是對工作有益的心態。

此外，在激烈的競爭環境下，我們的神經經常處於緊張、壓抑的狀態，如果沒有及時排除，對工作就會產生不利影響。堅持慢跑能夠調節心情，幫助轉移注意力，減輕心理負擔，從而保證良好的工作狀態。

3. 動感單車

動感單車是一項活力四射、熱情奔放的室內運動，因其是劇烈運動，比較適合身體素養相對好一點的職場朋友，而且在鍛鍊時要注意正確出力，以免造成身體損傷。動感單車克服了室外騎車受道路、天氣等條件限制的缺點，同時配合動感的音樂，更能調動參與者的鍛鍊欲望，使人在不知不覺中增強心肺功能，消耗能量，使身體特別是下肢得到鍛鍊。

動感單車也是有助於減肥的運動，在以腿部鍛鍊為重點的同時，手臂、背部、腰部、臀部都能得到很好的鍛鍊，既能增強身體的力量和耐力，又能造成減肥塑形的效果。

4. 網球

網球是一項充滿活力的戶外運動。我們工作時大多數時間都在辦公室中度過，因而在休息時間需要適當進行一些戶外鍛鍊，網球是最佳選擇。同時，網球是一項歷史悠久、內涵深厚的運動，能夠使人在運動中休閒，在運動中健身，在運動中提升體質、愉悅身心。

網球能夠讓年輕人展示自己良好的身體素養，並達到強身健體的目的。網球的運動量以及運動強度可以自由調控，因而不容易使鍛鍊者產生疲倦感；網球運動的趣味性很強，能夠激發運動的熱情，使身體在不知不覺中得到鍛鍊。同時，網球是隔網對壘的運動，無需身體對抗，可以減少不必

要的損害。

　　與桌球一樣，網球是一項需要動腦的運動。不論是發球還是接球，都需要隱藏好自己的意圖，努力把球打到空檔位置。同時，要注意觀察對手的擊球特點，抓住對手露出的破綻。另外，在打球時還要注意攻守平衡，在處於優勢時要乘勝追擊，處於劣勢時要注意防守。

　　總之，適當的戶外運動能讓我們暫時遠離枯燥乏味的工作環境，享受放鬆心情、強身健體的休閒時光，以此來換取充沛的活力、工作的熱情以及平和的心境。當然，戶外運動需要堅持不懈，時常鍛鍊不僅能讓人有強健的體魄，還會使人的心靈永遠年輕！

■ 說走就走的旅行

　　有人說，人之一生一定要有幾次說走就走的旅行。旅行可以讓人增長見識，見識於每個人都很重要。你見的多了，就會心胸豁達，視野寬廣。這也會影響我們對事物的看法，從而影響我們的身心健康。

　　從古至今，我們總是渴望透過養生來延年益壽。養生即保養、調養、頤養生命。春夏秋冬四季輪迴，陰陽五行相生相剋。大自然的神祕不僅讓我們心生敬畏，也帶給我們啟示，多出去走走，身心也會得到休息和放鬆。

現代生活節奏快，氣氛緊張，各種壓力悄然而至，導致亞健康的人群不斷攀升。當我們的物質生活獲得極大的滿足後，更應該努力提高生活品質、健康品質。養生文化日益受到人們的重視。尤其是旅行養生。現代人每天身處喧鬧的都市裡，也就越來越青睞於遠離嘈雜的地方，讓身心從長期的疲勞中解脫。因此，也就有越來越多的人想要透過一次穿越空間的旅行，在大自然中陶冶情操、修養身心，回歸自然。如今，旅行養生作為一種集「休閒」和「養生」於一體的新概念，在現代人的思維中已開始蔓延，更成為了現代人生活的一種新時尚。

相對於前面介紹的運動而言，旅行就簡單得多。它沒有太多的規矩。因為旅行就是要擺脫一切束縛，讓身心放鬆。所以，旅遊不分季節和時令，只要你願意，任何時候都可以說走就走。

旅遊可近遊，也可遠遊。試想，如果一年四季都能到處走走停停，登清幽之山，臨萬淵之水。那種美妙的感覺不僅能使我們的情緒安寧，更能使人心曠神怡。例如，春天可以選擇踏青，在萬物復甦的季節順應生發之機，既能移情易性，又能調理肝木。夏天可以多玩水，不僅能暑熱暢解，還能使心火頓消。秋天可以登高望遠，既能增強心肺功能，又能使呼吸順暢。而冬天可以踏雪尋梅，也別有一番滋味在

心頭。可見，旅行養生的益處，正應和了我們在前面所說的「天人合一」的理念。疲累久了的人們只有到了大自然之中，才會感到自己與自然和諧與共，找到真正的自我。

那麼，旅行養生有什麼科學依據呢？

1. 滿足我們的精神需求

馬斯洛需求理論指出，一個人的需求除了有低層次的物質需求之外，還會有高層次的精神需求。隨著物質條件的提升，精神需求就會日益突顯。如果精神需求未能得到滿足，就會感到空虛、不自在。所以，每個人都有一種想要迫切了解外面世界的渴望，而旅行恰好是滿足我們高層次需求的橋梁。無論是當地旅遊，還是外地旅遊，只要在行走的路上，就能很好地滿足我們對高層次的精神需求。

2. 助力減肥，強身健體

旅行往往需要走很遠的路途，甚至要跋山涉水。所以，對於每天坐在辦公室裡的職場人來說無疑是一種很好的鍛鍊方式。尤其由於現代人的物質條件改善了，生活好了，飲食也變好了，許多人卻因此陷入肥胖群體中。與其苦苦尋求減肥之道，不如出去旅行、登山、遊山玩水來得痛快。既能在旅行的過程中燃燒一定的脂肪，又能陶冶身心，獲得了精神享受，一舉兩得，何樂不為。

3. 拓展思路，修身養性

古人說得好：「讀萬卷書，行萬里路」。說的就是我們不能只把眼光放在書本知識上，還要深入大自然裡去觀察這大千世界。這樣才能增長見聞，開闊心胸。古人尚且如此，更何況是久居不動的現代人呢？當我們從喧囂的都市裡抽離出來時，遠離功名利祿的那一刻，會被大自然的寧靜、淡泊深深吸引，所有的不愉快亦會被眼前的美景一一化解，令人神清氣爽。一個人的精神好了，思路也就開闊了。因此，在旅行過程中，不僅利於放鬆身心、修身養性，更適合思考平時我們想不通的問題。

4. 呼吸不同的新鮮空氣

都市生活中的空氣再新鮮，也充滿著疲憊而渾濁的氣息。倘若到郊野之處或深山老林，便會覺得那裡的空氣是另一番的清新，精神也不禁為之一振。所謂新鮮的空氣，主要是指空氣中的負離子含量高。有研究顯示，如果一個人周圍的負離子含量小於每立方公尺 25 個，就會出現頭暈、噁心、疲勞的症狀；而含量若大於每立方公尺 1 萬個，我們的新陳代謝就會加速，感到精力充沛，食欲大增，從而感到心情愉悅；含量若大於每立方公尺 10 萬個，這時的氧氣就可用來治療疾病了。由此可見，新鮮的空氣對一個人的身體健康是多麼可貴。之所以說深山老林、野外的空氣與都市的空氣不

同，就是因為繁華街道上的負離子過少，而鄉間小路、海邊、山地裡空氣的負離子含量就要多很多。因此，許多療養院、養老院都會選址在山清水秀之地。這就是因為我們長居在空氣新鮮的地帶，既能保持身心健康，又能預防疾病、保持身體健康，甚至對個別疾病有康復治療的作用。

■ 戶外運動要注重保暖

對於大部分人而言，通常只會在收看天氣預報時關注下溫度。其實，溫度之於人體健康也有很大的作用。例如，可以預防和治療疾病。人類在不斷進化的過程中，逐漸形成了37°C左右的恆溫。但是，運動會讓體溫改變，因此，在運動時我們也要注意保暖。

我們在戶外進行運動時，由於體內代謝率明顯提高，身體內大量的熱量需要散發。於是，我們會自然而然地出汗（這是身體自行散熱最有效的方式）。這時，我們應該第一時間脫掉外套，盡可能地增加人體和環境的熱量交換，這樣會更有利於散熱。運動結束後，體內代謝會有所降低，這時我們就應及時穿上衣服，這樣才不會導致過多的熱量流失，保持身體的體溫。否則，由於人體劇烈運動後，身體免疫能力暫時下降，倘若不做好保暖工作，就很容易感冒。

因此，戶外運動，尤其要注意保暖。尤其是春天和秋冬

季節。當外界溫度一點點升溫或者下降時，身體往往需要一個適應的過程，可能不會那麼快接受溫熱或者寒冷，保暖工作就一定要跟上。儘管人體的體溫是恆定的。就算外界環境的溫度下降，我們可以透過自身的生理調節系統，減少皮膚的血流量、收縮皮膚的血管，從而減少熱量流失。但如果少了外部調節工作，人體的熱量會流失得更快。

在冬春寒冷的季節進行健身活動，保暖是一個很重要的事情。儘管體育活動時人體的代謝率明顯升高，但在一些運動強度較小的健身項目如太極拳、散步等，產熱量並不高，肢體遠端暴露部位如手指，仍然感到刺骨的寒冷，需要注意保暖。尤其是準備活動後剛開始正式活動時，要注意採用適當的保暖措施，如戴上手套進行鍛鍊。等到全身暖和甚至微微出汗時，可以及時撤去保暖措施，甚至減少衣著。

從冬天到春天的過渡期尤其要注意防寒保暖。我們最好在 14 時至 20 時之間去戶外運動。有國外學者研究發現，14 時之後，人體機能開始逐步恢復，呈上升趨勢，17 時至 19 時達到最佳，所以最適合鍛鍊。至於晨練，前面已經說過。如果時間不允許，只能選擇早上鍛鍊，那就務必選擇空氣新鮮、環境好的地方進行。初春伊始，萬物復甦，空氣中對人體有益的負離子此時是最多的，十分易於人體吸收。只不過，初春時節，早晚依舊很涼且氣溫多變，所以，在這個過

渡期到戶外運動必須注意防寒保暖。

　　到了春天真正來臨時，外部環境的溫度開始趨於穩定，並呈直線上升的趨勢。這時，我們到戶外運動時，最好隨身帶一條速乾毛巾，這樣既便於隨時擦掉額頭上的汗，也能防止小風一吹導致著涼感冒。速乾類服裝是這一季節進行戶外運動的最佳選擇。需要注意的是，要及時提防變天，且春節一般夜間比較寒冷，如果晚間進行戶外運動就要帶上保暖服裝，一般雙面刷毛布或搖粒絨類衣服的保暖效果最好。另外，春天的天氣常伴隨大風，因此帽子也是春天戶外運動必不可少的物品。即便是在晴天，帽子也有遮光和防紫外線的作用，一旦遇上颱風天，就可以對頭部造成保暖作用，避免在運動後大汗淋漓，加上受風吹容易感冒或頭痛。

　　而秋冬季節，萬物凋零。無論是室外還是室內，溫度都一點一點地降低，這時應該盡量減少戶外的運動。但是為了強身健體，我們可以進行適量的戶外活動，並且多加注意。尤其中老年人，身體的抵抗力和免疫力較弱，如果不多加注意，就容易罹患感冒等疾病。特別是有心血管系統疾病的人，從溫暖的室內到寒冷的室外，身體內的大部分血管會立刻收縮，血流突然受到前所未有的阻力時，就會加重心臟的負擔，容易發生舊病復發的危險。如果一定要外出運動，最好先在室內做好全身保暖工作，使心血管機能維持在相對穩定的水準後，再出外進行戶外活動。這樣，血管的收縮程度

不會太大，才能避免過分的刺激而加重心臟負擔。

要想做好保暖工作，我們還要遵循以下原則：

1. 三層著裝

在不同的季節，每一層衣物都有其相應的作用。例如，在冬季登山時，注意不同衣服的配合，身體就能保持相對的恆溫。分層穿衣，能夠集合不同層次衣服的特點，讓全身都處於溫暖的狀態，達到保暖、防風、排汗的目的。

2. 休息不宜過長

人體在停止運動時，通常要適當新增些衣物，以免在散汗後感覺冷。所以，如果後面還有其他運動，那麼，中間的休息時間就不應過長。

3. 及時換上乾燥的衣物

在戶外進行強度較大的運動後，身體就會排出許多汗，往往內衣、襪子等貼身衣物都會被打溼。為了防止感冒應該及時換上乾燥的衣物來保持體溫。

4. 準備防止熱量散失的物品

進行戶外運動時，除了可以準備一條毛巾，還可以根據季節的變化準備手套、帽子等物品，隨身攜帶，保護身體熱量。

第十五章
內在環境：身心和諧才是真正的健康

> 人無遠慮，必有近憂。單純地管理健康還不夠，當你還在拚命賺錢的時候，美國 90% 的人已經把醫藥費降到了 10%。健康不會始終伴隨你，我們不僅要注重外部環境的養生，更要注重調理人體內在環境，保持身體與心靈的和諧統一，健康才會永遠圍繞在你身邊，像一道道充滿希望的彩虹般照亮你的人生！

■ 從心理學的角度排毒

現代社會競爭激烈、方方面面的壓力，使得「不淡定」的人日益增多。無論是升學壓力、家庭壓力還是職場壓力，鬱悶、不淡定成了越來越多現代人的心理常態。最明顯的表現是經常會感覺情緒低落、悲觀、無奈，嚴重的話甚至會有厭世心理，產生自殺的念頭。環境養生，關鍵是要讓身心平衡，和諧共處。前面章節的內容都是在講如何幫助身體排毒。因此，最後有必要增加一門心理「輔導課」，幫你的心

靈減壓排毒，讓你的內在環境同樣和諧、健康！

據某網站健康專題的不完全統計，世界上有 40% 的人都患有不同程度的憂鬱症，而憂鬱症是自殺率最高的精神類疾病。專家預測，這種趨勢如果得不到及時控制，10 年之後，憂鬱症會成為第二大威脅我們健康和生命的疾病，僅次於有「生命殺手」之稱的心臟病。

先來做一個小測試，看看自己是否有「心理問題」。

為心靈排毒，為健康減壓

處在我們無法改變的客觀環境中，人或多或少都會有一些不良情緒。當內心的防禦能力較差的時候，一味的擔憂反而會使症狀加重，使本身不甚嚴重的憂鬱症狀主觀性地強行轉化為憂鬱、消極等情緒。久而久之，不良情緒會越來越重，以至影響到食欲、睡眠等多個方面，由心理疾病上升為對身心都產生不利影響的疾病。

美國心理學家指出，面對心理疾病，積極的態度是最好的治療辦法，這與我們的「心病還須心藥醫」說的是一個道理。要想遠離不淡定」，在調整心態的同時，也可以配合一些其他的方法進行調治，懂得適時為心靈排毒的人，一定能夠走出憂鬱的陰霾。

心理問題自測

問題	測試結果
容易陷入悲傷情緒內無法自拔，而且情緒不穩，時而只是輕度的不開心，時而嚴重到悲觀絕望。	0至 5 分：心理狀態很好，大致沒有問題。
總感覺前途渺茫，自己的努力換不到任何結果。	6至10分：心理狀態較好，偶爾遇到不順心的事情時會有一些不良情緒。
經常否定自身價值，覺得自己距離成功人士有很遠的距離。	
覺得自己和他人的差距很大，自卑心理較重。	
做事時習慣瞻前顧後，總怕出錯，結果越想越緊張。	11至20分：有輕度的心理問題，要注意調整好自己的心態。
對現狀不滿，卻又想不出任何解決方法，感覺自己一直在跟現實妥協。	
對任何有意義的事物都提不起興趣，不願意工作、不願意玩樂，甚至不願意跟人交流，對家人和朋友也產生迴避心理。	21至30分：有中度心理問題，要注意宣洩和放鬆。
工作、生活中一旦出現問題首先會感到自責、內疚。並一直被這種情緒籠罩。	
遇到一點挫折就覺得難以承受。	
感覺食欲不振或者食欲大振，飲食完全沒有規律。	31至45分：患有比較嚴重的心理問題，需要立即就醫診治。
害怕年紀增長，擔心外貌衰老。	
睡眠障礙嚴重，失眠、淺眠，早醒現象較多，每天都提不起精神，沒有幹勁。	
經常感覺自己的健康出了問題。	
毫無理由地覺得活著沒有任何意義，想一死了之。	
計分方式：沒有──0 分 輕微──1 分 一般──2 分 嚴重──3 分	

其實，在現實生活中，一個人的「不淡定」有許多表現，比如憂鬱、焦慮。這些都是比較常見的情緒狀態，特別是在如今競爭激烈的社會中，更是焦慮症、憂鬱症頻發。工作壓力大、人際關係複雜、應酬來往頻繁、感情生活不順……這使得許多人整天處在緊張、煩躁、恐懼、擔憂的心理狀態下，同時身體上也伴有胸悶、氣短、心慌、盜汗等不適症狀，重則更罹患了不同程度的疾病，影響身心健康。如果是短期的情況，就是一種生理上的焦慮，是人對外界刺激自然而言產生的一種自我保護狀態，如果沒有及時調整好自己的狀態，演變為慣常狀態，可就要當心了，因為這樣很容易由心理疾病轉化為身體疾病。多數時候，有心理問題的原因是人為地放大了眼前的困難或痛苦，而實際上，現實的情況遠沒有想像中那麼糟糕。在面對棘手問題的時候，稍稍有一點「不淡定」的情緒並不是壞事，這在某種程度上能夠激發人們的鬥志，讓人全心全意投入到工作當中，盡快解決問題。但是，如果當煩惱襲來時，只是一味地緊張、擔憂，卻不採取任何行動去解決問題，這才是最值得憂慮的問題，當這種心理不斷累積、放大後，會使人在心理上時常表現出泛化的恐慌，而這種恐慌已經跳脫出具體事件，成為慣有的心理狀態，這時，心理疾病就形成了。

如何才能防患於未然，遠離心理疾病？請看下表：

讓你的心更加「淡定」的心靈養生法

掌控自己的情緒	生活不如意十之八九。我們無法控制客觀環境和他人的做法，但是我們能夠掌控好自己的情緒，保證積極向上的心態。遇到不順心的事情，要盡量樂觀豁達、寬宏大度一點，接受生活中的不如意，同時相信自己的能力，這是遠離抑鬱的基礎。
生活要有規律	生活遵循規律即是要形成健康的生活習慣，按時睡覺、定點起床、堅持吃早飯、不暴飲暴食，休閒娛樂同樣按部就班，不尋求過分刺激……自己的生活習慣總會使人產生一種安全感，整日處在這種安全感的籠罩之中，自然可以避免不良情緒的侵擾。
保持自身和周圍環境的乾淨整潔	自身的外在形象是讓自己有個好心情的重要因素，穿著自己喜歡的衣服能夠讓人更加樂觀和自信，從而遠離不良情緒；而保持辦公室或家裡的乾淨整潔，能夠讓人在煩躁中找到一塊安靜的「棲息地」，讓自己很快恢復情緒。
拓寬自己愛好	廣泛的興趣愛好能夠讓人「生有可戀」，當人的快樂很多元化的時候，一些失意和煩憂是不會對他的整體情緒造成很大影響的；而且，在工作或生活中遭遇不順心的事情時，做做自己喜歡的事，可以很好地轉移自己的注意力。
多交益友	無論一個人活得多麼自我，他都會或多或少地受到周圍人的影響，當產生抑鬱情緒的時候，周圍的人如果保持著旺盛的精力和樂觀的心態，對抑鬱者抑制不良心態也會有很大幫助。因此，要多與樂觀積極的人交往，遇到問題也要學會主動傾訴，要知道，許多事情並非無法解決，就取決於能否快點跳脫出不良心態，積極採取措施。
學會收集生活中的美好	生活中讓我們覺得開心快樂的事情其實有很多，世界上會有陰影，首先是因為有了陽光。所以在平時的生活中可以積極收集生活中美好的事情，用相機拍下一些溫馨的瞬間，或者用筆記錄下一次難忘的聚會，不要小看了這個習慣，在「不淡定」的時候，你會發現，這些東西是對抗心理問題的一劑良藥。

■ 克服健康障礙：失眠、過度擔憂

我身邊的許多朋友都有失眠的困擾，在夜深人靜之時，在床上輾轉反側，難以入睡。這時候自己通常也很著急，可是越著急越睡不著，同時腦子裡總在控制不住地想東想西，這樣一來就更難入睡了；即使睏極而眠，睡得也很淺，稍有點聲響便會醒來，且醒後再難入睡；睡覺時多夢，有時會從夢中驚醒，有時感覺做了一夜的夢，醒來後雖然記不起來夢的是什麼，但是感覺很睏倦……失眠帶來的後果便是渾身疲乏、精神不濟，直接影響到第二天的身心狀態，而到了第二天晚間，失眠的「噩夢」又定時發作……長此以往，失眠會讓身心都「超負荷工作」而影響健康。

人的一生中約有三分之一的時間要在睡眠中度過，因而睡眠狀況直接影響著身體的健康。許多人都有不同程度的失眠，這些人由於工作繁忙、壓力較大以及不良的生活習慣等因素，長期飽受難以入睡、多夢、易醒、早起後頭昏腦脹等問題的侵擾。

失眠的原因是多種多樣的，下面是幾位朋友講述的造成自己失眠的原因，有沒有覺得似曾相識呢？

朋友 A

姓名	楊曄
職業	網路工程師
症狀	加班熬夜造成失眠
描述	不是我不愛惜自己的身體，也不是太敬業，上個月公司網站上線，每個人都忙得天昏地暗，除了上廁所，其餘的時間都在位子上工作，吃飯也是有時間就吃點，沒時間就省略了。工作到後半夜兩三點是正常現象，這樣還能回家睡一會；有時乾脆通宵工作，天蒙蒙亮的時候稍微休息一下，然後又投入工作，大半個月下來，網站順利上線了，可是現在晚上卻開始失眠了，明明很睏很累，就是睡不著。

朋友 B

姓名	廖子騰
職業	外商公司職員
症狀	瘋狂「放鬆」、精神興奮造成失眠
描述	年終的時候通常忙得不可開交，每天不停地開會、寫報告，同時還要做好手頭的工作，去年年底，開完年會後已經是晚上九點了，大家商量著反正明天不上班，不如出去聚聚，豈不更盡興。於是大家便去了一家 KTV，唱歌的唱歌，喝酒的喝酒，聊天的聊天，到了凌晨四點，所有人都哈欠連天，紛紛搭車回家。可是，明明已經睏得不得了，躺在床上之後卻是異常有精神，腦子裡不斷回放著剛才聚會時的「鏡頭」，越想越興奮，怎麼也無法入睡了。

朋友 C

姓名	王楠楠
職業	編輯
症狀	壓力太大導致失眠
描述	參加工作不久，總編為了檢驗一下我們幾個新人的能力，也讓大家互相認識認識，要求我們每人輪流在週一的例會上講解一個與我們產業相關的問題。我被安排在第一個，從接到任務開始，我的睡眠品質就開始下降。每晚反覆在腦子裡重複準備的講稿，又不停地想著講的時候可能發生的情況：PPT 會不會突然打不開了，下面的人提出刁鑽的問題怎麼辦……各種合理的不合理的想法層出不窮，整整一週，始終都是沒辦法入睡，即使睡著了，半夜也很容易驚醒，醒了之後又開始想各種問題，緊張的情緒一直籠罩著我。

朋友 D

姓名	蕭雅
職業	出納人員
症狀	和同事發生衝突導致失眠
描述	我的性格比較直爽，有時候說話有些不假思索，因為這，有次和同事產生一些小衝突，從那以後總覺得她處處跟我過不去，我也不怎麼理睬她，其他同事知道我們兩人不合，聚會的時候總是只叫我們中的一個。最近主管也看出問題來了，經常找我談話。每天晚上總會反覆想著這些事，越想越心煩，於是就失眠了，怎麼也無法入睡，特別影響第二天工作狀態。

不難發現，失眠的朋友大多是工作壓力大的人群。他們常常因為人際關係、工作壓力以及平時的放鬆方式不正確導致失眠。來看看長期失眠的諸多危害。

頭痛頭暈	失眠造成休息不足，很容易使人頭昏腦脹，耳鳴目眩，提不起精神。
記憶力減退	失眠會使人神經衰弱，無法集中注意力，記憶力下降。
影響情緒	失眠後精神不濟，身體不舒服，工作也就沒有效率。情緒會比較敏感，容易煩躁、抑鬱。
免疫力下降	失眠會降低身體的免疫力，對許多疾病的抵抗力都會減弱。
引發各種疾病	長期失眠會有罹患心腦血管疾病的危險。
早衰、壽命變短	失眠會造成身體素質下降，使人無論是外表或是身體機能都過早衰老，在引發多種疾病的情況下，造成人的壽命變短。

那麼，如何才能找回安穩的睡眠，保持身心和諧呢？

失眠已經成為一種現代人的常見病，為我們的身體健康和工作、生活帶來許多負面影響。在環境養生中，睡覺也是我們休養生息的重要環節，直接關係到人體的健康。因此，對於失眠一定不把它放在心上，一夜好眠，對身心都非常重要，所以，有失眠困擾的朋友，快快按照下面所講的方法，拯救自己的睡眠吧。

行動上拯救睡眠

午後盡量不攝取咖啡因	咖啡、茶等含有一定量咖啡因的飲品有提神醒腦的功效，不過也會讓神經興奮起來，妨礙睡眠。所以，咖啡和茶最好在上午飲用，午休後開始下午的工作前也可以來一杯，過了這段時間最好就不要再飲用了，會影響晚間的睡眠。
午睡時間控制好	白天如果有午睡的習慣，那麼要控制好時間，盡量不要超過一個小時，假日更要注意，以免晚上過於有精神，難以入睡。
避免飲酒	酒精會使人困倦，想睡覺，但同時它也會影響睡眠的品質，使睡眠變得不安穩，因此，晚飯時盡量不要飲酒。
不要抽菸	抽菸有提神的效果，香菸中的尼古丁能刺激人的神經，讓人變得有精神，不容易入睡。
晚飯要少吃，睡前兩小時不要進食	睡前吃東西不僅對消化系統來說是不小的負擔，還會使人難以入睡。
睡前洗澡	睡前沖個熱水澡，能夠洗去身體的疲勞，放鬆身心，同時能夠適當使體溫升高，使人產生睏意。
睡前讀書要有所選擇	有睡前閱讀習慣的朋友要注意，盡量讀一些「不費腦子」的書，以容易理解，不影響情緒為標準。例如短篇故事、散文、當天的新聞等等，盡量不要讀一些特別吸引人的長篇小說，情節太過引人入勝，會讓人一再拖延入睡時間，而且使人不停地想像書中的情節，不利於入睡。
以自己感覺舒服的姿勢入眠	躺到床上後，將四肢擺在自認為比較舒服的位置，身體也朝向習慣的方向，輕閉雙眼，讓身體和心情都慢慢放鬆，或者主動地打個哈欠，都是幫助自己盡快入睡的好辦法。

無睡意時不強制入睡	雖然我們提倡定時入睡，如果躺到床上後毫無睡意，也就不要強制自己睡覺了，可以起床在室內走一走，也可以看看輕鬆的讀物，感覺有些睡意的時候，再上床睡覺。此外，如果中途醒來，盡量不要睜開雙眼，也不要開燈、看手機，可以稍稍調整一下姿勢，讓自己繼續睡。
養成定時起床的習慣	定時起床可以保證定時入睡，因此，在鬧鐘響起的時候，必須馬上起床，休息日也要如此。

心態上拯救睡眠

不要對失眠產生恐懼心理	失眠是一種生理現象，同時也稱得上是一種心理病症。專家指出，容易失眠的人性格大都比較內向，容易產生焦慮、敏感、自卑等心理。同時也比較固執、愛猶豫、易擔憂，還有一些完美主義。對這類職場朋友來說，最好的辦法就是從心理上輕視失眠，不要太重視能否正常入睡，更不要對睡眠產生恐懼心理。睡覺時要抱持心態的輕鬆和平和，要相信睡覺是身體的自然反應，到了該睡著的時候自然就能睡著了；反之，越擔心睡不著，心裡活動一直在進行，神經也一直被思緒牽引著，也就造成越難以入睡的情況了。
不要想太多	睡覺前不要思前想後，無論是工作上的，還是生活中的，也不要在腦中做各種計畫，把令人煩惱的、擔心的、激動的一切事情都放在一邊，什麼事都不要想，只管閉上雙眼。在安靜的環境裡和平和的心態下靜靜入睡。

改造睡眠環境

營造一個適合入睡的環境	一個適合入眠的環境對於睡覺來說是很重要的。例如選擇遮光效果比較好的窗簾、軟硬適當的枕頭、輕薄透氣的被子，以及舒適的室內溫度、溼度，這都對安穩入睡有很大幫助。

可以嘗試裸睡	裸睡能夠讓人不受衣服的束縛，使人無論在身體上還是心理上都更加放鬆。而且裸睡可以使血液流通更加順暢，加強人體的新陳代謝，不僅有利於入睡，也有利於健康。

用安神助眠的食物輔助睡眠

牛奶	睡前喝牛奶有助於睡眠。因為牛奶中有兩種有助於睡眠的物質：五羥色胺和肽類，這兩種物質對神經系統都有很好的調節作用，能夠消除疲勞、鎮定心情，使人盡快入睡。另外，溫熱牛奶的助眠效果較好。
奇異果	奇異果中鈣、鎂、維生素 C 的含量都極為豐富，這三種營養元素結合，可以鎮定情緒、抑制交感神經興奮，因而能夠消除睡眠障礙。此外，奇異果美容護膚的作用也不容小覷，晚飯後吃一個奇異果，能夠有效促進睡眠，還可以使皮膚變好。
蘋果	蘋果能夠健脾祛溼；改善體內火旺造成的失眠。而蘋果除了吃下去可以促進睡眠，聞一聞蘋果的香味對睡眠也是有幫助的。這是因為蘋果的香味中含有大量醇類化合物，能夠有效鎮定神經和情緒，使人產生睡意。
小米粥	小米粥素有「代參湯」的美稱，這是因為小米營養豐富，含有豐富的脂肪、碳水化合物、維生素以及胺基酸。重要的是，小米中富含色胺酸，這是一種能促使腦部神經細胞分泌出血清素的物質，而血清素又恰恰可使人產生睡意，因而，常喝小米粥，不僅可以滋補身體，還能促進睡眠。
安神甜湯	取龍眼、枸杞、蓮心各 15 克，加水適量煮湯，將熟時加入適量冰糖，待糖化後即可食用。這三味食材寧心安神的作用都不錯，再加上能夠促使大腦分泌血清素的糖類，喝下去能夠有效抑制神經興奮的情況，有很好的助眠效果。

　　失眠看似小事，給生活帶來的困擾卻一點也不小。要拯救睡眠，除了上述幾種方式外，還可以試試下面這些「小招數」，對緩解失眠之苦也有一定幫助。

其他助眠方式

泡腳	睡前熱水泡腳 20 分鐘左右，可以促進血液循環，放鬆身心，不僅使人輕鬆入眠，對身體健康也有很大好處。
按時睡覺	按時上床並上床就睡，每天定時上床睡覺，且躺在床上後不要觀看手機，盡量閉上雙眼，不要想太多事情，使心理提前進入睡眠狀態。
保持溼度	對睡眠來說，最理想的室內溫度是 20 度左右；在比較乾燥的天氣裡，最好在室內放置一盆水，保持溼度，防止半夜口乾舌燥，這樣不僅容易使血液變黏稠，也會使人在睡覺時渴醒。
香氣安神	茉莉花、薰衣草等植物花香有安神助眠的效果，因此，睡前可以在室內點一些薰香或塗一些精油，也可以在枕頭內放一些裝有乾花的小布袋，以達到輔助睡眠的目的。
聽音樂	睡前聽一些輕音樂，同樣能發揮放鬆身心，促進睡眠的效果。

　　不管用何種方法，堅持規律的作息是遠離失眠的最佳方法。最好為自己設定一個時間表，時間表上的睡眠時間要保證有 7 到 8 個小時，定時上床、定時起床，並盡量保持生理時鐘的穩定。我身邊有許多外商公司的朋友，他們平時工作都比較忙碌，上班的時候經常需要加班甚至熬夜，一到週末便一覺睡到下午以「彌補」平時所缺失的睡眠。實際上，這

種「補眠」的做法是不可取的。因為補眠非但無法達到正常睡眠所起的保健作用，反而會打破正常的作息時間，造成該睡的時候睡不著。因此，平常經常熬夜處理工作的職場朋友可以在午休時間小睡一下，雖然只能睡 1 個小時左右，對緩解疲勞、恢復精力是很有幫助的。

除去加班等原因，年輕人多數都有很豐富的夜生活，工作中積攢的壓力需要釋放，於是下班後經常去 KTV、酒吧玩到很晚，這也是造成失眠的原因之一。在玩樂的過程中，大腦始終處於亢奮狀態，即使回到家後也無法很快平復，這就為入睡困難埋下了隱患。

所以，想要遠離失眠，一定要讓自己的作息遵循一定的規律。

現代人大多都是「失眠協會」的成員已是不爭的事實。於是許多對抗失眠的「妙招」便產生了，這些妙招裡有些的確能對助眠造成一定作用，但有些卻是不科學的，因此，在實踐失眠對策的時候要當心，不要踏入助眠失誤，不僅無法治療失眠，還會對健康產生影響。

以下「助眠」迷思千萬不要踏進。

「助眠」迷思

服用安眠藥	許多失眠情況比較嚴重的朋友都有吃安眠藥的習慣，服下安眠藥後的確能讓人盡快入睡，可是這樣對神經系統造成的傷害是很大的，時間久了之後，正常的生理睡眠會遭到破壞，安眠藥造成的被動睡眠取而代之，對身體非常不利。而且，服用安眠藥只能解決「睡不著」的問題，卻無法解決身體疲乏的狀況，醒來後仍舊不會有神清氣爽之感。
睡前飲酒	許多職場朋友在睡不著的情況下，喜歡做一些劇烈運動，認為這樣能夠使身體感到疲倦，並且很快入睡。其實不然，在睡前進行劇烈運動，會造成肌肉緊張，使勞累了一天的身體更加疲憊，同時又會刺激大腦皮層，使其興奮不已，非但無法助眠，反而會使人疲勞感加劇，卻更加無法入睡。
認為必須睡足8個小時才算健康	8小時睡眠只是一個大致的概念，符合大多數人的生理需求。但每個人身體狀況是不一樣的，而且睡眠本身也是一種受環境影響的生理活動，自身也會發生一些小變化，因而，不一定睡滿8小時才夠健康，只要醒後精神飽滿，身體放鬆，即使只睡了6、7個小時，也不要感到恐懼，這樣的心態反而對正常睡眠不利。

■ 實現身心和諧共處

精神壓力過大，往往是導致疾病的開始，或者使人在生活、飲食中養成不良的習慣，例如過量抽菸喝酒、暴飲暴食、飲食不規律等等。這些狀況即使不會致命也會帶來疾病的困擾，長期下去，身體和心靈就難以和諧共處。

很多現代人被工作壓得喘不過氣來，結果完全顧不上飲食與營養健康，把身體冷落在一旁，最終導致身體系統完全紊亂，身心不和諧。我的一位朋友每天下班後，不是去床上躺著看書、看電視，要麼就是上網聊天或者蒙頭大睡，睡完吃點宵夜，繼續上網，總是到後半夜還遲遲未睡。你若提醒他「怎麼能這樣糟蹋自己的身體。」他卻不以為然地說：「沒辦法，好在我現在還年輕，每天都感覺壓力特別大，晚上回家就想先好好吃一頓。」殊不知，長期下去，這樣的生活方式容易導致人「心理早衰」，不信請對照下表，看看你是否具備「心理早衰」的徵兆。

「心理早衰」的徵兆

工作效率低下	做事拖拖拉拉，渾身沒有朝氣，記憶力越來越差
無欲無求、沒有競爭意識	對工作感到厭倦、沒有信心、力不從心，對前方的路感到迷茫。
常常感到很自卑	喜歡獨處、哀嘆世事，不能融入周圍的團體和世界。
心情低落、情緒失控	興趣漸漸減少，沒有目標和動力，陷入悲傷中難以控制。
固執、自我	不考慮別人的感受，做事以自我為中心。
散漫、精神不集中	常常感到體力不支、乏力，做甚麼事都打不起精神，需要用咖啡或酒精來強撐體力。

我行我素、孤僻	身邊總是自己一個人，不願意面對別人，經常逃離公共場合，躲避人群。
情緒化、喜怒無常	大喜大悲，情緒複雜，變化多端，不受控制。
精神恍惚，喜歡活在回憶裡	對人對事忽冷忽熱，陷入回憶中無法自拔，對未來沒興趣、沒信心。
性子急，容易失去理智	感情用事，不能理智對待別人說的話和做的事，人際關係越來越差，容易被人誤解。

　　其實，類似這種狀況的現代人並不少，久而久之，每過一段時間，就會感到一種莫名的壓力。長期的「心理早衰」會引起「心理感冒」，必須及早引起重視。

　　「心理感冒」，也是現代人常見的心理病症之一，指的是在某一特定的時期身心長時間處於高壓狀態，無來由地感到鬱悶。有些長期心理壓力過大的人，每到特定季節，壓迫感就會增加，似乎看著外面的世界，都會覺得這個世界毫無生機，越想越鬱悶，於是心理開始變得逃避。長久下去，心裡還會背負一股罪惡感，變得不自信，常常把自己一個人關在屋子裡，沒有食欲、情緒低落。事實上，這樣的狀況是正常的現象，只是如果自我調節不好或不重視起來，最終就發展成了心理疾病。如果用心理學來解釋這種症狀，是因為由於外界環境的變化，導致我們的生理時鐘無法適應季節作息

的變化，導致精神狀態不佳、情緒失控，進而影響了我們的
內分泌系統。如果不及時加以調節，精神就更容易變得萎靡
不振。

　　長期患有「心理感冒」，如不及時調節自己的心理，心
理不健康，體質也會越來越差，這時應該主動與朋友聊天、
傾訴，多出去走動，與人接觸。當然，也可以找比較專業的
心理醫生治療，定期諮詢。在美國，高達 80% 以上的人都
看過心理醫生，而在臺灣，國人的觀念似乎還不夠成熟，甚
至有些人認為看心理醫生是件可恥的事，害怕被診斷出心理
有問題。而這樣的局面也造成了更多的人在高壓下最終自殺
身亡。

　　具體用什麼辦法應該因人而異，我們可以放眼世界，參
考其他國家常用的科學減壓方法，讓身心和諧共處。

科學減壓方式

法國人的減壓方式	運動減壓消氣	近幾年，運動減壓消氣中心這一新興的行業在法國迅速發展，人們可以透過和專業教練預約，定期到中心為自己降壓，在裡面可以做這樣的運動，例如，踢椅子、摔碗、扔枕頭、甩毛巾甚至大喊大叫、打人都可以，這些平時在家裡或辦公場所無法做到的事情，在這裡都可以做到，目的只有一個，那就是發洩情緒從而達到減壓的目的。實踐證明，90% 以上來過這裡的人，心情都得到了改善，並且食欲也明顯增強了，漸漸地營養也就跟著上來了。

英國人的減壓方式	去電影院看恐怖片	很多英國人認為，人們面對大量的工作時，必須要打起精神，負起責任，使人在身體疲憊的同時，承擔更大的心理壓力，得不到釋放，而最好的辦法就是「以毒攻毒」，如去電影院看恐怖片，當壓力上升到一定的極限時就會釋放出來。
歐洲人和日本人的減壓方式	多聞精油、香氛	浪漫的歐洲人和細膩的日本人在減壓方面一直忠於芳香壓法。通常都是從天然植物中提煉出來的精油或香氛，刺激嗅覺神經後平復人們的緊張心理，消除壓力。
美國人的減壓方式	透過吃零食刺激神經中樞，產生興奮感	美國相關專家認為心理壓力過大時更需要食物的慰藉，此時吃一點零食，就會使皮膚透過與外界的接觸，把獲得的興奮傳遞給大腦中樞，透過轉移注意力，抑制緊張，放鬆心情。

以上幾點，只是從日常運動的角度提出的幾點建議，但如果已經陷入深度的身心不和諧狀態，還應透過以下六步驟來改善。

保持身心和諧的六個步驟

步驟	作用	描述
第一步	不過於自責	心理不健康和感冒病症一樣，千般注意萬般小心、它還是會不可避免地找上門，關鍵是你能否正確地看待它的到來，並在第一時間想辦法醫治。有病不治，自我抱怨是使病情加重的原因，這一時期更應該跟進營養，合理膳食，常言道，身體好胃口就好是有一定道理的。

第二步	複雜生活簡單化	有些心理健康疾病是伴隨著生活的壓力而來的，其中一個原因就是生活節奏太快，過於複雜。為此，應該適當地改變一下生活方式，盡量讓複雜的生活簡單化，主動為自己減壓。
第三步	有規律地生活	有些人一生病之後就變得委靡不振，不再按時作息、飲食，以生病為由，打亂作息，隨心所欲，變得越來越散漫。如此不規律的生活只會令病情加重，造成更大的心理負擔。
第四步	舒解身心	藉由各種不同的方式，來達到消除壓力的效果。例如每天打太極拳半個小時，絕大多數練習者都可以排除內心憂鬱，保持健康心理。
第五步	避開憂鬱期做決定	人在憂鬱的時候，往往會做出不理智的決定，例如，臨時跳槽、換工作、出國等等，也很容易放棄一件事，因此，應該盡量避開憂鬱的時期做決定。
第六步	必要時及時治療	及時看心理醫生，配合治療是走出心理陰影的保證，即使沒有心理疾病，也可以在繁忙的工作中抽出時間定期找心理醫生談話，時刻保持身心愉悅。

後記
健康得來不易，且行且珍惜

「今天不養生，明天養醫生。」

「健康投資總沒錢，有也說沒有；等到病時花萬千，沒有也得有！」

「若要與人談健康，有空也說忙；閻王召見命歸天，沒空也得去！」

「21 世紀什麼最昂貴？健康最貴！21 世紀什麼樓最高？醫院！21 世紀什麼地方住滿人卻還得往裡擠？醫院病房都住不進，還得託關係往裡擠。」

「文章出軌，馬伊琍說：戀愛雖易，婚姻不易，且行且珍惜。小白領說：生存容易，生活不易，且行且珍惜。胖子們說：吃飯雖易，減肥不易，且行且珍惜。而經歷過治病的小鄒則要說：得病雖易，治病不易，且行且珍惜。」

關於「健康」，網路上從不缺少關於它的「流行語」，頗有調侃意味，卻也給現代人嚴重的警示：健康來之不易，真的要且行且珍惜才是。

大家還記得那個曾經用生命撰寫了《生命日記》的上海復旦大學青年女教師于娟嗎？她在患病期間寫下的〈為什麼

是我得癌症〉，讓我有很多感悟——大多數時候，我們都不關心、不珍惜我們健康的身體，卻在病魔把我們侵襲得體無完膚時怨恨痛苦、抱怨上帝。

上帝何在？即便真的有上帝，相比它也未必肯拯救那些平時對自己的身體健康不聞不問之人。

如今想來，于娟老師那篇文章中的每一字每一句，似乎都伴隨著她在臨終前脆弱而無奈的聲音。

以下引自於老師部落格原文，我並非想拿出來激起喜歡于老師的朋友們的悲傷與哀弔之情。我只是想在本書的最後與大家一同共勉，告誡自己時刻關注、管理自己的健康。沒讀過它，你或許就無法真正理解患病時的于娟老師，是怎樣一種心境——

時隔一年，幾經生死，我可以坐在桌邊打字，我覺得是我思考這個問題的時候了，客觀科學，不帶任何感情色彩地去分析總結一下，為什麼是我得癌症。做這件事對我並無任何意義，但是對周圍的人可能會造成防微杜漸的作用。我在癌症裡整整掙扎了一年，人間極刑般的苦痛，身心已經摧殘到無可摧殘，我不想看到這件事在任何一個人身上發生，但凡是人，我都要去幫他們去避免，哪怕是我最為憎恨討厭的人。

之所以去思考這個問題並且盡量想寫下來是因為，無論

從什麼角度分析，我都不應該是患上癌症的那個人。

痛定思痛，我開始反思自己究竟哪點做得不好，所以上天給我開了個如此大的玩笑，設個如此嚴峻的考驗。

一、習慣問題之飲食習慣

1. 瞎吃八吃

我是個從來不會在餐桌上拒絕嘗鮮的人。基於很多客觀原因，比方老爹是廚師之類的優越條件，我吃過很多不該吃的東西，不完全統計，孔雀、海鷗、鯨魚、河豚、梅花鹿、羚羊、熊、麋鹿、馴鹿、麂子、錦雉、野豬、五步蛇諸如此類不勝列舉。除了鯨魚是在日本的時候超市自己買的，其他都是順水推舟式的被請客。然而，我卻必須深刻反省，這些東西都不該吃。

尤其我看了《和諧拯救危機》之後。選擇吃他們，剝奪他們的生命讓我覺得罪孽深重。破壞世間的和諧、暴虐地去吃生靈、傷害自然毀滅生命這類的話就不說了，最主要的是，說實話，這些所謂天物珍饌，味道確實非常一般。那個海鷗肉，快鍋4個小時的煮燉仍然硬得像石頭，咬上去就像啃森林裡的千年老藤，肉纖維好粗好乾好硬，好不容易啃下去的一口塞在牙縫裡弄了兩天才弄出來。

我們要相信我們聰明的祖先，幾千年的智慧沉澱，他們篩選了悠長悠長的時候，遠遠長過我們壽命時間的無數倍，

才最終鎖定了我們現在的食材，並由此豢養。如果孔雀比雞好吃，那麼現在雞就是孔雀，孔雀就是雞。

2. 暴飲暴食

　　我是個率性隨意的人，做事講究一劍在手快意恩仇，吃東西講究大碗喝酒大口吃肉。我的食量聞名中外，在歐洲的時候導師動不動就請我去吃飯，原因是老太太沒有胃口，看我吃飯吃得風捲殘雲很是過癮，有我陪餐講笑話她就有食欲。其二，我很貪吃。之所以叫 bluemm 是因為在讀書時候導師有六個一起做專題的研究生，我是唯一的女生。但是聚餐的時候，5 個男生沒有比我吃得多的。

　　年輕時的傻事就不說了，即便工作以後，仍然屏著腰痛（其實已經是晚期骨轉移了）去參加院裡發起的陽澄湖之旅，一天吃掉 7 隻螃蟹。我最喜歡玩的手機遊戲是貪吃蛇，雖然成績很差。反思想想，無論你再靈巧機敏，貪吃的後果總是自食其果。玩來玩去，我竟然是那條吃到自己的貪食蛇。

3. 嗜葷如命

　　得病之前，每逢吃飯若是桌上無葷，我會興趣索然，那頓飯即便吃了很多也感覺沒吃飯一樣。我媽認為這種飲食嗜好，或者說飲食習慣，或者說遺傳，都是怪我爹。我爹三十

出頭的年紀就是國家特一級廚師，90年代的時候，職稱比現在難混，所以他在當地烹飪界有點名頭。我初中時候，貌似當地三分之一的廚師是他的徒子徒孫，而認識他的人都知道我是他的掌上明珠。可想而知，我只要去飯店，就會被認識不認識叫我「師妹，師叔」的廚師帶到廚房，可著勁地塞。那時候沒有健康飲食一說，而且北方小城物質匱乏，葷食稀缺。我吃的都是葷菜。

其二就是，我很喜歡吃海鮮。話說十二年前第一次去光頭家，他家在舟山小島上。一進家門，我首先被滿桌的海鮮吸引，連他們家人的問題都言簡意賅地打發掉，急吼吼開始進入餐桌戰鬥，瞬間我的面前堆起來一堆螃蟹貝殼山。公公婆婆微笑著面面相覷。我的戰鬥力驚人超過了大家的預算，導致婆婆在廚房洗碗的時候，差公公再去小菜場採購因為怕晚飯不夠料了。十幾年之後每次提到我的第一次見面，婆家人都會笑得直不起腰，問我怎麼不顧及大家對你第一印象。我的言論是：我當然要本我示人，如果覺得我吃相不好，就不讓我當兒媳婦的公婆不要也罷，那麼蹭一頓海鮮是一頓，吃到肚子裡就是王道。

我在這裡寫這些不是說吃海鮮不好，而是在反思為什麼我多吃要得病：我是西北出生的土孩子，不是海邊出生海裡長大的弄潮兒，一方水土養一方人，光頭每日吃生蝦生螃蟹

沒事，而我長期吃就會有這樣那樣的身體變化：嫁到海島不等於我就成了漁民的體質。

話說我得了病之後，光頭一個星期不到，考試衝刺一樣看完了很多不知道哪裡拿來的健康食療書，比方坎貝爾（T. Colin Campbell）的《中國健康調查報告》、《治癒癌症救命療法》等等，引經據典，開始相信牛奶中的酪蛋白具有極強的促癌效果，以動物性食物為主的膳食，會導致慢性疾病的發生（如肥胖、冠心病、腫瘤、骨質疏鬆等），以植物性食物為主的膳食最有利於健康，也最能有效地預防和控制慢性疾病。即多吃糧食、蔬菜和水果，少吃雞、鴨、魚、肉、蛋、奶等。可憐躺在床上只能張嘴餵食的我，開始化療那天開始就從老虎變成了兔子。

話說生死經歷換來的關於化療時候應該吃什麼的經驗，我會有空寫下來給大家分享，最好所有人一輩子都用不到，但是無論怎麼說，像我這樣切身體會的東西需要讓需要的人知道，免得像我這樣走彎路。

二、睡眠習慣

這些文字不像我平時行文部落格，想到哪裡寫到哪裡，所以我寫這個系列很慢很慢，因為我自認為這些文字比我的博士論文更有價值，比我發表的所有學術文章有讀者。我要盡可能控制自己不要下筆千言離題萬里之外，還要系統認真

地前後回想分析一遍。

　　現在這個社會上，太多年輕人莫名其妙得了癌症，或者莫名其妙過勞死，而得到的原因往往是所謂的專家或者周圍人分析出來的。因為當事人得了這種病，苟活世間的時間很短，沒有心思也沒有能力去行長文告誡世間男女，過勞死的更不可能跳起來說明原因再躺回棺材去。我身為一個復旦的青年教師，有責任有義務去做我能做的事，讓周圍活著的人更好的活下去，否則，剛讀了個博士學位就有癌症晚期，死了還不是保家衛國壯烈犧牲的，這樣無異於鴻毛。寫這些文字，哪怕一個人受益，我也會讓自己覺得，還有點價值。

　　我平時的習慣是晚睡。其實晚睡在我這個年紀不算什麼大事，也不會晚睡晚出癌症。我認識的所有人都晚睡，身體都不錯，但是晚睡的確非常不好。回想十年來，自從沒有了大學宿舍的熄燈管束（其實那個時候我也經常晚睡），我幾乎沒有 12 點之前睡過。學習、考 GRE 和 TOEFL 之類現在看來毫無價值的證書、考研究所是堂而皇之的理由，與此同時，聊天、網路聊天、BBS 灌水、跳舞、吃飯、K 歌、保齡球、吃飯、一個人發呆（號稱思考）填充了沒有堂而皇之理由的每個夜晚。厲害的時候通宵熬夜，平時的早睡也基本上在夜裡 1 點前。後來我生了癌症，開始自學中醫，看《黃帝內經》之類。就此引用一段話：

下午 5-7 點酉時腎經當令

晚上 7-9 點戌時心包經當令

晚上 9-11 點亥時三焦經當令

晚上 11-1 點子時膽經當令

凌晨 1-3 點丑時肝經當令

凌晨 3-5 點寅時肺經當令

凌晨 5-7 點卯時大腸經當令

當令是當值的意思。也就是說這些個時間，是這些器官起了主要的作用。從養生的觀點出發，人體不能在這些時候干擾這些器官工作。休息，可以防止身體分配人體的氣血給無用的勞動，那麼所有的氣血就可以集中精力幫助當令肝臟工作了。

長期以往，熬夜，或者晚睡，對身體是很沒有好處的。我的肝有幾個指標在查出癌症的時候偏高，但是我此前沒有任何肝臟問題。我非常奇怪並且急於弄清楚為什麼我的肝功能有點小問題，因為肝功能不好不能繼續化療的。不久以後我查到了下面一段話：中國醫科大學附屬盛京醫院感染科主任竇曉光介紹，熬夜直接危害肝臟。熬夜時，人體中的血液都供給了腦部，內臟供血就會相應減少，導致肝臟乏氧，長此以往，就會對肝臟造成損害。

23 時至次日 3 時，是肝臟活動能力最強的時段，也是肝臟最佳的排毒時期，如果肝臟功能得不到休息，會引起肝臟血流相對不足，已受損的肝細胞難以修復並加劇惡化。而肝臟是人體最大的代謝器官，肝臟受損足以損害全身。所以，「長期熬夜等於慢性自殺」的說法並不誇張。因此，醫生建議人們從 23 時左右開始上床睡覺，次日 1-3 時進入深睡眠狀態，好好地養足肝血。

得病之後我安定了，說實話，客觀情況是我基本失去了自理能力，喝水都只能仰著脖子要吸管，更不要說熬夜跳舞。因此我每天都很早睡覺，然後每天開始喝綠豆水、吃天然維他命 B、吃雜糧粥。然後非常神奇的是，別的病友化療會肝功能越來越差，我居然養好了，第二次化療，肝功能完全恢復正常了。

希望此段文字，對需要幫助的人有所貢獻。也真心希望我的朋友們，相信「千里之堤毀於蟻穴」這句古話。我們是現代人，不可能脫離社會發展的軌跡和現代的生活節奏以及身邊的干擾，那麼，在能控制的時候多控制，在能早睡的時候盡量善待下自己的身體。有些事情，電影也好、BBS也好、K 歌也好，想想無非感官享受，過了那一刻，都是浮雲。

唯一踩在地上的，是你健康的身體。

三、突擊作業

這一部分，我不知道算作作息習慣還是工作習慣。

說來不知道驕傲還是慚愧，站在脆弱的人生邊緣，回首滾滾烽煙的三十歲前半生，我發覺自己居然花了二十多年讀書，讀書二字，其意深妙。只有本人才知道到底從中所獲多少。

也許只有我自己知道我是頂著讀書的名頭，大把揮霍自己的青春與生命。因為相當長一段時間我是著名的不折不扣 2W 女。所謂 2W 女是指只有在考試前 2 週才會認真學習的女生：2 weeks。同時，考出的成績也是 too weak。

各類大考小考，各類從業考試，各類資格考試（除了大學聯考、研究所及 GRE 和 TOEFL），可能我準備時間都不會長於兩個星期。不要認為我是聰明的孩子，更不要以為我是在炫耀自己的聰明，我只是在真實描述自己一種曾真實存在的人生。

我是自控力不強的人，是爭強好勝自控力不強的人，是爭強好勝絕不認輸自控力不強的人。即便在開學伊始我就清楚明確地知道自己應該好好讀書，否則可能哪門哪門考試就掛了，但是我仍然不能把自己釘死在書桌前。年輕的日子就是這點好，從來不愁日子過得慢。不知道忙什麼，就好似一下子醒來，發現已經 9 點了要上班遲到了一樣。每當我想

起來好好讀書的時候，差不多就離考試也就兩個星期了。我此前經常的口頭禪是：不到 deadline 是激發不出我的學習熱情的。

然後我開始考前複習，為的是求一個連聰明人日日努力才能期盼到的好結果好成績。所以每當我埋頭苦學的時候，我會死命地折騰自己，從來不去考慮身體、健康之類的詞，我只是把自己當牲口一樣，快馬加鞭、馬不停蹄、日夜兼程、廢寢忘食、嘔心瀝血、苦不堪言。最高紀錄一天看 21 個小時的書，看了兩天半去考試。

這還不算，我會時不時找點事給自己，人家考個期貨資格，我想考，人家考個 CFA，我想考，人家考個律師考試，我想考。想考是好事，但是每次想了以後就忘記了，買了書報了名，除非別人提醒，我會全然忘記自己曾有這個追求的念頭，等到考試還有一兩個星期，我才幡然醒悟，又嗇那些報名費、考試費、書本費，於是只能硬著頭皮去拚命。每次拚命每次脫層皮，光頭每次看我瘦了，就說，哈哈，妳又去考了什麼沒用的證書？然而，我不是馮衡（黃蓉的媽，黃老邪的老婆），即便我是馮衡，有過目不忘的本事，到頭來馮衡強記一本書都也嘔心瀝血累死了。何況天資本來就不聰明的我？

我不知道我強記了多少本書，當然開始那些書都比《九陰真經》要簡單，然而長此以往，級別越讀越高，那些書對我來說就變得像九陰真經一樣難懂。於是我每一輪考試前的兩個星期強記下來，都很傷，傷到必定要埋頭大睡兩三天才能緩過力氣。大學考試是體能，然而到後來考試是拚心血拚精力。

　　得病後光頭和我反思之前的種種錯誤，認為我從來做事不細水長流，而慣常的如男人一樣，大力搶大斧地高強度考前複習是傷害我身體免疫機能的首犯。他的比喻是：一輛平時就跌跌撞撞一直不保修的破車，一踩油門就徹天徹夜地瘋跑瘋開半個月。一年來個四五次，就是鋼筋鐵打的汽車，被這麼折騰得開，開個二十幾年也報廢了。

　　深切提醒像我曾經那樣在 deadline 之前拚命複習的夥伴們。

四、環境問題

　　打下這幾個字，猶如李白那句詩：拔劍四顧心茫然。

　　這個問題實在太大了，大到我不知道如何去分析，哪怕具體到我自身。然而，若是我不去思考與分析，怕是很多人都難能分析：我在挪威畢竟是學環境經濟學的科班出身，這件事在光頭的身上更極具諷刺，他的科學研究方向是環境治理和環保材料的研發。

我是個大而化之的生活粗人，從來沒有抱怨過周邊的環境多麼糟糕，2001 年去日本北海道附近待了段時間，是佩服那裡環境不錯，但是卻也真沒有嫌棄上海多糟糕。2004 年的時候聽到一個崗布（一個日本人）抱怨下了飛機覺得喉嚨痛的時候非常嗤之以鼻，心裡暗暗說：我們這裡環境那麼糟糕，你還來做什麼？ 不如折身原班回去！

　　我真正體會到空氣汙染是 2007 年從挪威回國，在北京下飛機的那一瞬間， 突然感覺眼睛很酸，喉嚨發堵， 崗布的話猶然在耳。也許， 日本人不是故意羞辱我們日新月異的上海。我們一直生活在這樣的環境裡當然不敏感，但是若是跑去一個環境清新的地方住上若干年，便深有體會。同期回國的有若干好友，我們在電話裡七嘴八舌交流我們似乎真的不適應了：喉嚨乾，空氣嗆、超市吵、街上橫衝直撞到處是車。這不是矯情，這是事實。這也不是牢騷，這是發自內心的感受。

　　回國半年，我和芳芳、阿蒙等無一例外地病倒，不是感冒、發燒就是有個啥小手術，光頭嘲笑我們，是挪威太乾淨了，像無菌實驗室，一幫小耗子關到裡面幾年再放回原有環境， 身體裡的免疫系統和抗體都不能抵禦實驗室以外的病菌侵入。是，我不多的回國朋友裡面，除了我，梅森得了胸腺癌，甘霖得了血方面的病。

也許，這只是牢騷。除非國民覺醒，否則我們無力改變這個事實、這個環境、這個國情。

網路上查一下，就會有怵目驚心的數據：現在公布的數據說癌症總的發病率在 180/10 萬左右，也就是每 10 萬人中有 180 個人患癌症。中國癌症發病率最高的城市：上海。據統計，上海癌症發病率 1980 年比 1963 年增加了一倍，超過北京、天津的 25%，為全國城市第一位。而上海市疾病預防控制中心癌症監測數據顯示，上海市區女性的癌症發病率比 20 年前上升了近一倍，每 100 名上海女性中就有一人是癌症患者，也遠高於中國其他城市。

也許我看這段文字和大家不同，因為我更加知道每個代表病人的數據背後，都是一個個即將離開人世的生命和撕心裂肺不再完整的家。

我並不是說，大上海的汙染讓我得了癌症，而是自我感覺，這可能是我諸多癌症成因的一個因素：我不該毫無過渡時間地從一個無菌實驗室出來，就玩命地趕論文，在周邊空氣汙染、水汙染和食品安全危機的大環境裡，免疫力全線下降的時候壓力過大用力過猛，加上長期累積的東西一下子全部爆發了。

話說十年前，大學和研究生我有一年的非校園空檔，這一年裡我工作、考研究所和去日本。除卻日本之旅，我都住

在浦東一間親戚的新房裡。新房新裝修，新家具。開始新房有點味道，我頗有環保意識地避開了兩個月回了山東。等從山東回來，看房間味道散去，我也心安理得住了進去。

2007 年房子處理，光頭憐惜那些沒有怎麼用過的家具，當個寶貝似得千里迢迢從浦東拉到了閔行研發中心用。哪裡想到，2009 年他開始研究除甲醛的奈米活性炭，有次偶爾做實驗的時候，開啟了甲醛測試儀，甲醛測試儀開始變得不正常，一般來講高於 0.08 已然對身體有危險，而螢幕上的指數是 0.87。清查罪魁禍首的時候，東西一樣樣清除，一樣樣扔出研發實驗室檢測，最後，把家具扔到院子測，結果是，那些家具的檢測指數猶如晴天霹靂。

光頭立刻石化。

然而為時已晚，事隔半年，我查出了乳腺癌，醫生對光頭開始說癌症的普及教育，令光頭時不時腦袋裡靈光裡，一直在閃出那套家具和那批令他憤恨的甲醛超標數據。

醫生說：腫瘤的腫塊不是容易形成的，癌症的發生需要一個長期的、漸進的過程，要經歷多個階段。從正常細胞到演變成癌細胞，再到形成腫瘤，通常需要 10 至 20 年，甚至更長。當危險因素對機體的防禦體系損害嚴重，身體修復能力降低，細胞內基因變異累積至一定程度，癌症才能發生。

癌症發生的多個階段為：正常細胞→輕度不典型增生

（分化障礙）→中度不典型增生→重度不典型增生（原位癌）
→早期癌（黏膜內癌）→浸潤癌→轉移癌。從自然病程來
看，即使過去被稱為「癌中之王」的肝細胞癌，從發現到死
亡也有 3 至 6 個月的生存時間。而據猜想，從癌變開始（以
α- 胎兒蛋白，即 AFP 開始低水準升高算起）發展到晚期，有
至少 2 年時間，從單個癌細胞發展到 AFP 升高的實際時間還
要長得多，乳腺癌在臨床發現腫塊前，平均隱匿時間為 12 年
（6 至 20 年），確診以後的自然病程也有 26.5 至 39.5 個月。

　　也就是說，我的乳腺癌很有可能是當時那批家具種下的
種子，那些癌細胞經歷了漫長的等待，伺機等待我體內免疫
力防線有所潰瀉的時候奮起反攻。

　　光頭無語，我亦無言。這是要命的疏忽，然而，誰能想
得到呢？

　　一日在病房，夜裡聊天，我和光頭不約而同講到這些家
具，我感慨防不勝防的同時開玩笑：說不定你那個國家專利
日後賣得很好，記者會專門報導你：甲醛家具殘害愛妻斃
命，交大教授畢生創發明復仇之類。哪裡想到光頭歇斯底里
啞著喉嚨叫：「我寧可他媽的一輩子碌碌無為，也不想見到
這種話從任何人嘴裡說出來。」我突然意識到：我這句話對
他的內心來說不是玩笑，而是天大的諷刺。一個終年埋頭在
實驗室發明了除甲醛新材料的人，從來沒有意識到自己的妻

子卻經年累月浸泡在甲醛超標的環境裡，最終得了絕症。

我曾在瑞金醫院斷斷續續住院長達半年之久，半年之內接觸了大概三五十多個病友。開始住院那陣子癌痛難忍本命不顧，後來不是那麼痛了，就開始在病房聊天。

我讀了一個博士的課程，修社會統計、社會調查兩門課不知道重複修了多少遍。幼功難廢故伎不棄，自覺不自覺的病房聊天裡，我就會像個社調人員一樣，以專業且縝密的思維開始旁敲側擊問一些問題。這是自發的科學研究行為，因為我一直想搞清楚，到底是什麼樣的人會得癌症。有時候問到興頭上，甚至覺得自己就是一個潛伏在癌症病房裡的青年研究學者。然而無比諷刺的是，現實是我是一個潛伏在青年研究學者中的癌症患者。

長期潛伏的樣本抽樣（n＞50）讓我有足夠的自信，去推翻一個有關乳腺癌患者性格的長期定論，乳腺癌患者並不一定是歷經長期憂鬱的。可以肯定的說，乳腺癌病人裡性格內向陰鬱的太少太少。相反，太多的人都有重控制、重權欲、爭強好勝、急躁、外向的性格傾向。而且這些樣本病人都有極為相似的家庭經濟背景：她們中很多人都有家庭企業，無論是家裡還是廠裡，老公像皇帝身邊的答應，她們一朝稱帝，自己說了算。家庭經濟背景其實並不能說明什麼，因為來瑞金治病的人，尤其是外地人，沒有強而有力的經濟

背景，是不太會在那醫院久住長治的。

身邊病友的性格特色，不禁讓我開始反思自己的性格。我很喜歡自己的性格，即便有次酒桌上被一個哥們半開玩笑地說上輩子肯定是個山東女嚮馬也好不以為然。我從來不認為有什麼不好，後來生病才不得不承認，自己的性格不好：我太過喜歡爭強好勝，太過喜歡凡事做到最好，太過喜歡統領大局，太過喜歡操心，太過不甘心碌碌無為。

簡而言之，是我之前看不穿。

我曾經試圖像圓圓三年搞定兩個學位一樣，三年半同時搞定一個挪威碩士、一個復旦博士學位。然而博士始終並不是碩士，我拚命日夜兼程，最終沒有完成為自己設定的目標，自己惱怒得要死。現在想想就是拚命拚得累死，到頭來趕來趕去也只是早一年畢業。可是，地球上哪個人會在乎我早一年還是晚一年博士畢業呢？

我曾經試圖做個優秀的女學者。雖然我極不擅長科學研究，但是既然走了科學研究的路子就要有個樣子。我曾經的野心是兩三年拚個副教授來做做，於是開始玩命想發文章做專題，雖然我非常地迷茫實現了做副教授的目標下面該做什麼，不過當下我想如果有哪天像我這樣吊兒郎當的人都做了教授，我會對教育體制感到很失落。當然，我非常肯定一定地負責地說，我認識的一些垃圾無論科學研究能力和人品

道德還真不如我。不說這些了，為了一個不知道是不是自己人生目標的事情撲了命上去拚，不能不說是一個傻子做的傻事。得了病我才知道，人應該把快樂建立在可持續的長久人生目標上，而不應該只是去看短暫的名利權情。

我天生沒有料理家務的本事，然而我卻喜歡操心張羅。尤其養了土豆當了媽之後心思一下子變得鎮密起來，無意中成了家裡的 CPU，什麼東西放在什麼地方，什麼時間應該什麼做什麼事情，應該找什麼人去安排什麼事情通通都是我處理決斷。病前一個月搬家，光頭夢遊一樣一無所知，感慨怎麼前一夜和後一夜會睡在不同的地方。後來病了，我才突然那發現光頭並不是如我想像的那樣是個上輩子就喪失了料理日常生活的書呆子。離開我地球照轉，我啥都沒管，他和土豆都能活得好好的。無非，是多花了幾兩銀子而已。可是銀子說穿了也只是銀子，CPI 上漲，通貨膨脹，我就是一顆心操碎了，三十年後能省下多少呢？假如爹媽三十年前有一萬塊，基本上可以堪比現在的千萬富翁身價，可是實際上現在的一萬塊錢還買不了當年 500 塊錢的東西。

生不如死九死一生死裡逃學生死死生生之後，我突然覺得，一生輕不想去控制大局小局，不想去多管閒事淡事，我不再有對手，不再有敵人，我也不再關心誰比誰強，專題也好、任務也罷暫且放著。世間的一切，隔岸看花、風淡雲清。

英年早逝的生命總是令人扼腕。有人說，究竟是現在這個世界上的我們太脆弱，還是病魔太猖狂。或許，在人類的醫學還沒有進步到能治癒癌症前，我們必須承認，癌症的確太猖狂了。尤其在這個生存變得越來越困難的世界。當我們生存的環境汙染越來越重，吃的食物毒素越來越多，體內的垃圾越來越多……誰能保證從生到死可以安然無恙地度過。於娟老師用她自己的經歷告訴我們，絕不能仗著自己還年輕，就有權無限透支健康，而是要強身健體、管理好我們的健康。我們在一次又一次聲討「癌症」的同時，應該更加清醒、理智地看待疾病與健康。如果世界上真有上帝存在，如果上帝真的創造了人類，那他是何等殘忍 —— 親手製造，又將其終結。

　　于娟老師曾說過：「若天有定數，我過好我的每一天就是。若天不絕我，那麼癌症卻真是個警鐘：我何苦像之前的三十年那樣辛勤地蹶挘。名利權情，沒有一樣是不辛苦的，卻沒有一樣可以帶去。」「活著就是王道，如是記之。」

　　的確，活著才是王道。

　　不健康是一切疾病的源頭。如今，我們大多數人每天由於受城市的環境汙染、生活的壓力、複雜的人際關係等客觀方面的影響，或多或少都會有一些健康問題。然而，健康掌握在自己手中，一個對身體健康負責任的人才能有持續奮鬥

的動力，為人生贏得更多的財富。

在疾病面前，不要心存僥倖，認為不可能那麼湊巧偏偏自己就患上。身在現實社會，大家患病的機率就是相等的，稍不注意就很容易為健康埋下一些隱患。這些隱患一旦開始肆虐，後果不堪設想，身體隨時都可能被擊垮。

與其抱怨上帝不幫自己，亦或在病魔找上門時瘋狂喊冤，不如自我反思，為何在我們還擁有健康時不多愛自己一點？

常聽身邊的朋友說，儘管現在身體偶爾有點小毛病，也不打緊，多賺點錢比什麼都強。趁年輕不賺錢，老了連治病就醫的錢都沒有，豈不更悲慘？

在我看來，健康與事業不是「婆婆、妻子掉河裡你選誰來救」的二選一問題，而是可以預防和解決的問題。佛家有「因果論」一說。《華嚴經》中提到：「一切諸果，皆從因起；一切諸報，皆從業起。」《涅槃經》中也說：「三世因果，循環不失，善惡之報，如影隨形。」簡單來說就是，你之前種了什麼因，今後就要受什麼果。同理，你今天忽視了健康，將來自然多一些被病魔找上門的機率。反之，你現在開始，善待自己，兼顧工作與身體，管理健康，未來你就是財富與健康雙豐收的健康達人！

電子書購買　　　爽讀 APP

國家圖書館出版品預行編目資料

環境養生祕笈，古人智慧與現代科學的結合，造就當代養生之術：聆聽來自細胞的耳語，制定獨一無二的生活調養與健康策略 / 潘躍紅 著. -- 第一版 . -- 臺北市：崧燁文化事業有限公司，2024.06
面；　公分
POD 版
ISBN 978-626-394-361-2(平裝)
1.CST: 養生 2.CST: 健康法
411.1　　　113007366

環境養生祕笈，古人智慧與現代科學的結合，造就當代養生之術：聆聽來自細胞的耳語，制定獨一無二的生活調養與健康策略

臉書

作　　　者：潘躍紅
發 行 人：黃振庭
出 版 者：崧燁文化事業有限公司
發 行 者：崧燁文化事業有限公司
E - m a i l：sonbookservice@gmail.com
粉 絲 頁：https://www.facebook.com/sonbookss/
網　　　址：https://sonbook.net/
地　　　址：台北市中正區重慶南路一段 61 號 8 樓
8F., No.61, Sec. 1, Chongqing S. Rd., Zhongzheng Dist., Taipei City 100, Taiwan
電　　　話：(02) 2370-3310　　　傳　　　真：(02) 2388-1990
印　　　刷：京峯數位服務有限公司
律師顧問：廣華律師事務所 張珮琦律師

定　　　價：375 元
發行日期：2024 年 06 月第一版
◎本書以 POD 印製
Design Assets from Freepik.com